Docteur J. MONDLANGE

Externe des Hôpitaux de Nancy (1913)

Faisant fonctions d'Interne

(Cliniques de la Faculté à l'Hôpital civil 1914-1918)

Suppléant du Chef de Clinique médicale

(1917-1918)

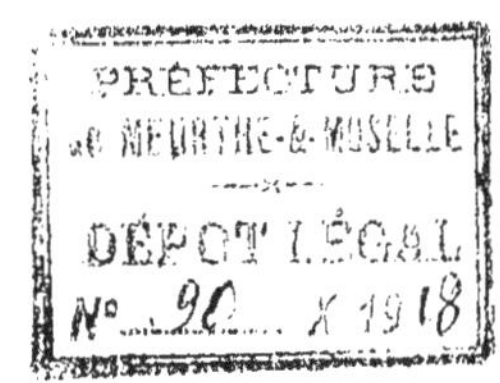

DU

CARDIOGRAMME

HUMAIN

(Étude de Physiopathologie clinique)

IMPRIMERIES RÉUNIES DE NANCY

1918

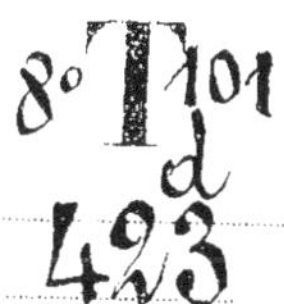

Docteur J. **MONDLANGE**

Externe des Hôpitaux de Nancy (1913)
Faisant fonctions d'Interne
(Cliniques de la Faculté à l'Hôpital civil 1914-1918)
Suppléant du Chef de Clinique médicale
(1917-1918)

DU

CARDIOGRAMME

HUMAIN

(Étude de Physiopathologie clinique)

IMPRIMERIES RÉUNIES DE NANCY
—
1918

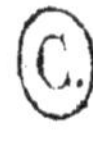

EN SOUVENIR DE MON FRÈRE BIEN AIMÉ

A MES PARENTS

dont la guerre m'a si cruellement séparée.
En témoignage de ma reconnaissance et de mon amour filial.

A MON FIANCÉ

LE DOCTEUR ROBERT DRUESNE
Médecin Aide-Major au 356ᵉ Régiment d'Infanterie.

A MA SŒUR

A TOUS CEUX QUI ME SONT CHERS

A mon Président de Thèse
M. le Professeur ÉTIENNE
Professeur de Clinique médicale

Il m'est infiniment doux, mon cher Maître, de vous offrir ce modeste travail que vous avez inspiré, et de vous témoigner ainsi ma respectueuse affection et ma profonde gratitude. C'est vous qui avez fait toute mon éducation médicale, puisque j'ai eu l'honneur d'être successivement votre externe (1913-1914), d'être déléguée ensuite dans votre service aux fonctions d'interne (1914-1917), puis de chef de clinique depuis un an.

Dans mon esprit, croyez-le, mon cher Maître, j'ai gravé vos leçons magistrales, vos savants conseils. Dans mon cœur, je garde le souvenir de votre bonté et des soins paternellement affectueux dont vous avez bien voulu m'entourer; ils m'ont aidé à supporter ces terribles années de guerre que j'ai dû vivre loin de tous les miens.

A M. le Professeur HAUSHALTER
Professeur de Clinique médicale infantile,
Chevalier de la Légion d'honneur

Je vous suis profondément reconnaissante, mon cher Maître, de m'avoir acceptée comme interne bénévole au service de la Pouponnière. Au chevet des petits malades, j'ai pu admirer votre art de soigner les enfants, apprécier la bienveillance, la condescendante bonté que vous me témoigniez. Ce qu'est le devoir médical, je l'ai appris avec vous pour toujours.

A mes Juges,
M. le Professeur agrégé MICHEL
M. le Professeur agrégé JACQUES

A M. le Professeur VAUTRIN
Professeur de Clinique chirurgicale,
Chevalier de la Légion d'honneur
En témoignage de la bienveillance qu'il m'a toujours témoignée.

A tous mes Maitres et Amis
De la Faculté de Médecine et des Hôpitaux de Nancy.

CHAPITRE PREMIER

EMBRYOLOGIE ET ANATOMO-PHYSIOLOGIE CARDIAQUES

Pour la clarté de notre travail, il nous a paru nécessaire de résumer brièvement, dans un premier chapitre, les données nouvelles concernant l'embryologie et l'anatomophysiologie cardiaques; sans elles il est impossible de se faire une idée claire et nette du mécanisme de la révolution cardiaque et de ses modifications pathologiques.

Embryologiquement, le cœur provient, comme on le sait, du tube cardiaque primitif. Toutes les veines du corps se réunissent dans une cavité commune, située à l'extrémité postérieure du tube primitif — le sinus veineux — tandis que les artères partent de l'extrémité antérieure ou bulbe aortique.

A mesure que s'effectue le développement, le tube primitif se replie plusieurs fois sur lui-même. Puis on en voit émaner des prolongements ampullaires qui constitueront les oreillettes et les ventricules. Le tube primitif persistant entre elles leur servira de trait d'union. Dans la suite, le sinus veineux perd ses caractères de segment distinct, s'incorpore dans la terminaison des veines caves supérieure et inférieure; il forme une petite bande dans l'oreillette droite, entre les deux orifices de ces vaisseaux et le sinus coronaire.

A ce moment, le tube primitif cesse d'exister en tant qu'organe individualisé, il subsiste seulement comme vestige embryonnaire et sert d'union entre les oreillettes et les ventricules.

Les fonctions du tube cardiaque primitif ont été nettement établies. Elles ont surtout été étudiées chez les invertébrés, chez la limule par CARLSON et MECK, chez la grenouille, le crapaud, la tortue; elles l'ont été moins chez les mammifères. Les recherches récentes, portant sur le cœur embryonnaire, ont montré qu'au trentième jour du développement, les mouvements rythmiques existaient de façon évidente. Le point de départ du stimulus a pu être localisé chez les animaux à sang froid, surtout au niveau du sinus veineux. Le reste du tube possède la propriété de faire débuter la contraction, mais à un degré moindre. L'excitation part du sinus, d'où elle se propage le long du tube cardiaque pour arriver au bulbe aortique. Sa vitesse est beaucoup moindre au niveau des ponts musculaires rétrécis, situés à la naissance des dilatations ampullaires.

Ces vestiges laissés par le tube cardiaque primitif se rencontrent dans le cœur humain adulte.

Le sinus veineux a été retrouvé, sa réalité a été prouvée par KEITH et FLACK. Ces auteurs ont démontré qu'il existait une « petite formation musculaire située dans le *sulcus terminalis* de l'oreillette droite, entre l'orifice de la veine cave supérieure et l'auricule ». C'est le nœud de Keith et Flack. Il est constitué d'une petite masse de la grosseur d'un grain de blé, formée de fibres musculaires, intimement mélangées à des fibres nerveuses. KOCH confirme son existence en démontrant que le nœud de Keith et Flack est irrigué par une artériole propre.

Ce nodule n'est pas un îlot perdu de tissu embryonnaire. WENKEBACH, en particulier, a montré qu'il existe un réseau de fibres qui l'unit à l'oreillette droite. Entre le sinus et la musculature auriculaire, il y aurait un faisceau d'union (le pont de Wenkebach).

THOREL a repris l'étude de ce faisceau sino-auriculaire. Il confirme nettement l'existence du faisceau cavo-auriculaire et reconnaît qu'il est presque entièrement composé de fibres musculaires de Purkinje. Le nœud de Keith et Flack se continuerait donc vers le haut avec les fibres musculaires de la veine cave supérieure, en bas avec la musculature de l'oreillette droite.

Ces dernières fibres cavo-auriculaires peuvent parfois former un faisceau de fibres musculaires spéciales, bien isolées par du tissu conjonctif, et se réunir à une deuxième formation identique **au** nodule sino-auriculaire, *le nœud de Tawara.*

Chez les mammifères, ce tissu nodal a été rencontré dans l'oreillette droite, au voisinage de l'orifice du sinus coronaire. Sa forme varie dans la série animale.

Il est constitué d'un réseau de fibres musculaires mal différenciées, entremêlées de faisceaux conjonctifs, d'une ou deux artères (branches de l'artère du septum membraneux issue elle-même de la coronaire droite), enfin de fibres et de ganglions nerveux.

Au-dessous du nœud de Tawara, le tissu primitif se continue pour former un faisceau bien individualisé, le *faisceau de His.*

Ce tronc se détache donc de la paroi du sinus coronaire et de la région voisine de l'oreillette droite, qui forme le nœud de Tawara. Il se dirige en avant et en bas, sous la valve interne de la tricuspide. Après un trajet de 2 à 3 centimètres, il se divise en plein septum en deux branches, une droite et une gauche.

Elles parcourent le septum de haut en bas jusqu'au tiers inférieur des cavités ventriculaires. Chemin faisant, ces deux portions du faisceau de His émettent des branches secondaires : les unes, *courtes*, vont aux muscles papillaires; les autres, plus *longues*, descendent jusqu'à la pointe des ventricules, rebroussent chemin au moyen de fibres rétrogrades qui se confondent alors seulement avec les fibres myocardiques communes.

Les fibres du faisceau de His sont formées d'un corps cellulaire à protoplasme non différencié, légèrement strié, réparti autour de gros noyaux. Ce faisceau est isolé par une gaine de tissu conjonctif. Celle-ci communique avec les fibres papillaires et intramurales. Tout le faisceau est accompagné de fibres nerveuses très nombreuses, s'entrelaçant intimement avec les éléments musculaires. Ce réseau nerveux possède même des cellules ganglionnaires étudiées par GORDON WILSON.

BACHMANN décrit une formation anatomique spéciale. Il a trouvé chez le chien un faisceau nettement distinct qui serait le *faisceau interauriculaire*.

Déjà signalé par LEWIS, MEAKINS et WHITE, il naîtrait à 5 millimètres en dedans de l'angle auriculaire, au voisinage immédiat du nœud de Keith et Flack, et s'épanouirait à sa naissance en éventail, qui s'étend jusqu'à la face antérieure de l'oreillette droite. Il se dirigerait en dehors, en décrivant une légère courbe concave vers le haut, pour aboutir à la base de l'appendice auriculaire gauche et se prolonger jusqu'à son extrémité. Sa longueur serait d'environ 20 millimètres.

Tel est le chemin complexe parcouru par le tissu embryonnaire; il est suivi par l'onde de contraction. Naissant au niveau du nœud de Keith et Flack, le stimulus traverse successivement le pont sino-auriculaire de Wenkebach, l'oreillette droite, fournit une dérivation (faisceau de Bachmann) pour l'oreillette gauche, arrive au nœud de Tawara et au faisceau de His. De là, se dédoublant, il parvient au ventricule, dont il excite sucessivement les muscles papillaires et les fibres murales. Il existerait ainsi dans le cœur plusieurs segments, possédant chacun les pouvoirs propres du tube cardiaque primitif, c'est-à-dire l'*automotricité*, l'*excitabilité*, la *contractilité*, la *conductibilité* et la *tonicité*.

Nous ne voulons pas entrer ici dans les nombreuses discussions des théories myogéniques et neurogéniques, nous dirons simplement qu'à ces propriétés propres, inhérentes à la fibre cardiaque primitive, vient s'ajouter l'intervention nerveuse.

On distingue habituellement, pour le cœur, des nerfs *extrinsèques* et *intrinsèques*. Les premiers comprennent :

1° Le *nerf modérateur*, qui provient du bulbe par la branche interne du spinal accessoire, va au pneumogastrique et arrive au cœur par les branches cardiaques de ce nerf;

2° Les fibres *accélératrices*, qui appartiennent au système sympathique. Elles ont leur origine dans la moelle, dont elles émergent par les rameaux communiquant avec les quatrième et cinquième dorsaux supérieurs. Elles gagnent en haut le ganglion cervical inférieur et, de là, les fibres cardiaques du pneumogastrique qui les mènent au cœur;

3° Le *nerf dépresseur* de Ludwig-Cyon, qui, né dans le cœur, se réunit au pneumogastrique et arrive au bulbe.

Ces nerfs agissent sur l'automotricité, l'excitabilité, la contractilité et la conductibilité de la fibre cardiaque.

Parmi les nerfs intrinsèques se trouvent les *ganglions du cœur*, considérés par VOLKMANN, REMAK, STANNIUS, LUDWIG comme le berceau des excitations cardiaques. Ils ont, depuis, été dépossédés de ce pouvoir par beaucoup de physiologistes, qui ne leur concèdent plus qu'un rôle secondaire, une action réflexe.

Au voisinage du nœud de Keith et Flack, se trouvent deux gros ganglions nerveux (BECHTEREW), les *ganglions de Remak*, qui sont en rapport intime avec le sympathique et le pneumogastrique. Ils seraient surtout un centre d'excitation. Les filets du vague en descendent sous le nom de nerf antérieur et postérieur de la cloison, jusqu'à l'anneau auriculo-ventriculaire, où chacun pénètre dans une deuxième série de ganglions, le *ganglion de Bidder*.

D'après CYON, ce centre réglerait la force de la contraction. Dans la paroi interauriculaire, l'on trouverait, disséminées sur le parcours des filets du pneumogastrique et du sympathique, des cellules nerveuses formant un centre intermédiaire entre le noyau de Keith et le ganglion de Bidder. Elles constitueraient le *ganglion de*

Ludwig, qui serait un centre de régularisation et d'association.

Tous ces centres ganglionnaires ont un pouvoir d'automatisme démontré par les ligatures de Stannius.

En résumé, nous pouvons dire que les fibres nerveuses cardiaques exercent un pouvoir chromotrope, inotrope, bathmotrope, dromotrope et une action tonique sur la fibre cardiaque. C'est un système destiné à mieux répartir le travail du cœur suivant les besoins de l'organisme.

Ces connaissances embryologiques et anatomo-physiologiques nous aideront à comprendre les caractères spéciaux du travail si complexe du cœur. Grâce à elles, nous pourrons interpréter les divers accidents du cardiogramme normal. Nous pourrons mettre sous les yeux de tous la succession des phénomènes jadis si obscurs de la révolution cardiaque. Partant du cardiogramme physiologique, nous pourrons en étudier les variations pathologiques. Il nous sera possible, dans certains cas, d'établir ainsi, sur des données précises, un diagnostic de l'état fonctionnel du cœur trop souvent incertain et de déduire par là, à longue échéance, un pronostic qui se dérobait.

CHAPITRE II

HISTORIQUE DE LA CARDIOGRAPHIE

Avant l'ère de la cardiographie, les moyens d'investigation utilisés au laboratoire, pour l'étude de la fonction cardiaque, étaient très réduits. Ils consistaient surtout dans l'observation directe du cœur mis à nu. Là se bornaient les moyens dont disposaient les savants tels que Harwey. Les renseignements fournis par ces modes d'exploration étaient forcément très limités. Comme le dit si justement Marey, dans sa préface à son traité sur la méthode graphique, « la science a devant elle deux obstacles qui entravent sa marche : c'est d'abord la défectuosité de nos sens pour découvrir les vérités, et puis l'insuffisance du langage pour exprimer et pour transmettre celles que nous avons acquises. L'objet des méthodes scientifiques est d'écarter ces obstacles. La méthode graphique atteint mieux que toute autre ce double but. En effet, dans les recherches délicates, elle saisit des nuances qui échapperaient aux autres moyens d'observation; s'agit-il d'exposer la marche d'un phénomène, elle en traduit les phases avec une clarté que le langage ne possède pas ».

Le procédé graphique le plus simple, employé par Wagner, consiste à enfoncer une aiguille dans le cœur de l'animal. L'extrémité libre de l'aiguille frotte sur une feuille de papier noirci qui se déplace devant elle.

Brundgeest emploie le même procédé, légèrement perfectionné.

Ce sont là des moyens d'exploration bien primitifs. L'instauration de la méthode graphique directe fit faire un progrès sérieux à l'étude de la fonction cardiaque. Elle permit d'étudier et d'inscrire tous les changements de forme, de consistance, du muscle cardiaque. Le cœur isolé est placé sur une surface fixe; on lui adapte un levier enregistreur léger, muni d'un stylet inscripteur. Ce procédé fut utilisé par Ludwig, Franck, Hoffer, Soukanoff, Kayser et Gaskell.

Ce dernier employa de préférence la méthode de suspension. Le cœur était suspendu par un crochet passant par le sillon auriculo-ventriculaire. L'oreillette et le ventricule étaient rattachés chacun séparément à un levier inscripteur.

Pour toutes ces expériences, le cœur est irrigué par un liquide nutritif, la solution de Ringer-Locke.

Dans ses recherches, Marey se servit de la pince cardiaque ou pince myographique. Elle se compose de deux cuillerons portés chacun par un bras coudé. L'un des bras est fixe, l'autre mobile. Celui-ci porte un levier qui lui est implanté perpendiculairement. Le levier mobile est ramené à sa place par un fil de caoutchouc qui fait ressort. René, Legros, Oninus, en 1887, Gilardini, en 1901, employèrent le même procédé.

Frédéricq introduisit l'une des branches à l'intérieur du cœur, saisissant ainsi la paroi ventriculaire entre les deux cuillerons, ce qui permettait d'étudier les variations mêmes de la paroi ventriculaire.

A la cardiographie directe suivit la méthode indirecte. Cette ère débuta par l'emploi de sondes intracardiaques, illustrées par les travaux mémorables de CHAUVEAU et de MAREY. La cardiographie indirecte consiste à enregistrer le mouvement et à le transmettre à distance pour l'inscrire.

BUISSON, le premier, en 1858, eut l'idée de la transmission du mouvement. Comme mode de transmission, il employa tout d'abord un tube de plomb rempli d'eau. C'était là un appareil peu sensible. Il eut alors l'idée de se servir de deux entonnoirs conjugués, dont un tube de caoutchouc réunissait les deux becs. Le pavillon des deux entonnoirs était recouvert d'une membrane élastique. La transmission par l'air fut dès lors unanimement adoptée.

Tout appareil de transmission se compose de deux ampoules appelées, par GAVARRET, ampoule exploratrice et ampoule indicatrice. A cette dernière est adapté un levier muni d'une plume qui se déplace devant un papier noirci, mis en mouvement par un système d'horlogerie. Se basant sur ce principe, CHAUVEAU et MAREY inaugurèrent leur méthode des sondes intracardiaques.

Ces expériences furent faites en 1861. Le plan consistait à enregistrer simultanément la pression intra-auriculaire, intra-ventriculaire et le choc de la pointe. L'appareil utilisé se composait de trois leviers. Chacun d'eux communiquait au moyen d'un tube de caoutchouc avec un appareil manométrique. Ceux-ci étaient constitués par des ampoules élastiques. Les deux premières, destinées à l'oreillette et au ventricule, étaient formées d'un cylindre de caoutchouc maintenu par une carcasse de fil d'acier.

Les deux ampoules étaient réunies en une seule sonde intracardiaque à double courant. L'ampoule, destinée à transmettre les pulsations de la pointe, était semblable aux deux premières sondes, sauf la carcasse métallique.

CHAUVEAU et MAREY expérimentèrent sur le cœur du cheval. La jugulaire droite est mise à nue. La sonde intracardiaque, introduite dans la veine, est poussée dans le cœur jusqu'au moment où l'on perçoit une résistance. A cet instant, la sonde intracardiaque bute contre le fond du ventricule. On tire légèrement l'ensemble, de façon que les ampoules ventriculaire et auriculaire flottent au milieu de leur cavité respective. Une incision est faite au point où les battements de la pointe sont le plus apparents. La sonde est placée entre les muscles intercostaux externe et interne. L'appareil, ainsi installé, inscrira les variations de pression à l'intérieur de l'oreillette sur une première ligne, du ventricule sur une deuxième, enfin, sur une troisième, les mouvements de la pointe.

C'est par ce procédé que CHAUVEAU et MAREY arrivèrent à la conclusion suivante : *les tracés des variations de pression intraventriculaire sont absolument superposables à ceux du choc de la pointe.*

Beaucoup d'auteurs n'admettent pas cette conclusion. FREY la rejette complètement. MARTIUS, se basant sur les travaux de ROY et ADAMI, s'élève contre elle. Par contre, HÜRTHLE, FRÉDÉRICQ et, à leur suite, tous les physiologistes actuels, sont d'accord sur ce point. La courbe de pression intraventriculaire et celle des battements apexiens sont absolument identiques à condition qu'il s'agisse d'un tracé typique de la pointe.

Partant de cette constatation, il n'était plus besoin d'étudier les changements intracardiaques, pour en déduire les diverses phases de la révolution du cœur; il suffisait de suivre les variations du choc de la pointe. Ce fut le point de départ de la méthode cardiographique.

Le but de la cardiographie clinique est d'étudier les battements de la pointe. Chez l'adulte, le choc de celle-ci est ordinairement perçu dans le 5e espace intercostal gauche, à un travers de doigt en dedans de la ligne mamelonnaire, et chez l'enfant, à un travers en dehors de cette ligne. Il est produit, on le sait, par la projection brusque en avant de la pointe. Cette dernière heurte la paroi thoracique en un point, dont les nombreuses variations sont en rapport avec les modifications du cœur lui-même et avec la position du sujet. Il s'ensuit que le cardiogramme pourra ne pas indiquer toujours fidèlement les mouvements de la pointe elle-même, mais souvent les modifications du ventricule droit et des parties environnantes. On n'aura pas infailliblement un tracé typique.

Pour éviter ces erreurs, la seule chose nécessaire est de donner au malade une position telle que la pointe se maintienne en place fixe contre la paroi thoracique. Pour M. Pachon, c'est le décubitus latéral gauche absolu qui permet, seul, d'obtenir des cardiogrammes ayant une valeur clinique.

D'après lui, les raisons pour lesquelles le décubitus latéral donne constamment un tracé type sont les suivantes :

« Le cœur, dans les nouvelles conditions statiques que lui crée cette attitude, est maintenu fortement appliqué contre la paroi thoracique, par l'effet de sa propre pesanteur et, en outre, par la **charge** supplémentaire du segment du poumon qui vient peser sur lui. Le cœur se trouve, dès lors, placé là naturellement, comme il se trouve l'être, par un artifice expérimental, dans la pince myocardiographique. Pendant la systole, il ne peut opérer le moindre retrait sous l'influence de la diminution volumétrique qu'il subit pendant la phase de contraction ventriculaire, comme il le ferait dans d'autres conditions, telles que les attitudes debout, assis et couché sur le dos. Le cœur ne peut perdre ni diminuer à aucun moment son contact avec le bouton du cardiographe, et celui-ci peut totaliser, traduire, dans toute son intégrité, l'effort de durcissement ventriculaire qui constitue, en fait, la pulsation cardiaque. »

Pour réaliser le plus facilement le décubitus latéral gauche, M. Pachon conseille de rapprocher deux lits à une distance de 3o centimètres et de coucher le sujet en travers. Le cardiographe, appliqué dans ces conditions, indique exactement les variations de pression intracardiaque.

Les appareils employés en clinique sont les appareils à transmission. Le plus ancien est le cardiographe de Marey. Le principe en est très simple : deux ampoules de caoutchouc A et B sont fixées aux deux extrémités d'un tube de même substance. L'ensemble forme un espace clos rempli d'air. Si l'on presse entre les doigts l'ampoule A, on en expulse à travers le tube une partie de l'air qui va distendre l'ampoule B. Si B est muni d'un levier avec stylet inscripteur, celui-ci marquera les mouvements subis par A.

D'autres appareils ont été construits sur le même principe; celui de Burdan, de Sanderson, de Mathieu (1875), de Kent (1887), de Barch et Knolle (1879), de Grumach (1876), d'Edgreen (1889), etc.

En clinique, l'appareil de Marey est encore actuellement d'un usage courant. Le cardiographe de **Pompilian** est fréquemment employé, de même que celui de Pierron, permettant d'éviter les erreurs causées par la respiration. Le cardiographe de Pachon a donné des résultats des plus satisfaisants.

A la clinique de notre Maître, M. le professeur Etienne, nous employons journellement l'appareil de *Jaquet*, dont nous reproduisons ci-dessous le schéma. Qu'il nous soit permis d'adresser ici tous nos remerciements à M. le professeur Jaquet pour l'amabilité qu'il nous a marquée en nous confiant le cliché de son appareil.

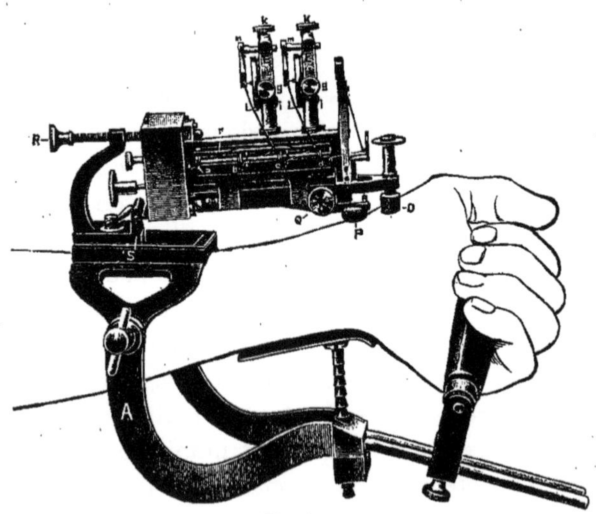

Fig. 1.

Polygraphe de Jacquet.

Nous n'entrerons pas dans les détails de construction de l'appareil de Jaquet, ils sont visibles sur la figure.

Nous nous contenterons d'en exposer le principe.

Nous nous en servons pour enregistrer simultanément la pulsation radiale, jugulaire, le choc de la pointe et le temps en $1/5''$. Cet appareil se compose d'un sphygmiographe, associé à un double polygraphe et à un chronographe.

Le *sphymographe* est construit sur le principe habituel de celui de Dudgeon. Un levier rigide est placé sur la radiale au pouls, de façon à la comprimer sans l'oblitérer. Un jeu de trois autres leviers d'aluminium, terminé par une aiguille, lui est rattaché. Le contre-poids du sphymographe de Dudgeon est remplacé par un ressort métallique parallèle à l'orientation de l'aiguille. Celle-ci est en acier, son poids, réduit au minimum, ne dépasse pas o gr. o2. Elle se déplace sur un plan horizontal. Sa légèreté et sa finesse permettent l'inscription fidèle de 150 pulsations à la minute.

Le *polygraphe* est double; chaque composant est constitué, comme tout appareil à transmission, de trois parties : réceptrice, conductrice et inscriptrice.

Pour la première, nous nous servons habituellement des ampoules de Mackenzie, formées par une cupule d'aluminium, de taille et de forme variables.

Pour recueillir les battêments de la pointe, nous employons une cupule semi-circulaire et, pour les battements jugulaires, une cupule ovale.

Elles s'appliquent toutes deux hermétiquement sur la peau, au niveau des pulsations de la pointe et du trajet veineux jugulaire, de façon qu'il n'y ait pas de communication avec l'air extérieur. Du fond de chaque cupule, émerge une tige, également d'aluminium, creuse, étroite, sur laquelle s'adapte un tube de caoutchouc suffisamment large. Celui-ci aboutit à un tambour récepteur de Marey. Sur la membrane élastique de chaque tambour est fixé un coin en aluminium, qui transmet les mouvements de la membrane au levier inscripteur. Chaque levier est construit sur le principe de Dudgeon, avec cette même différence, que le contrepoids est remplacé par un ressort. Le tambour, le tube transmetteur, la cupule réceptrice et la peau sur laquelle elle s'appuie constituent un espace clos rempli d'air. La surface cutanée forme membrane vibrante, ses oscillations produisent successivement des appels d'air du tambour à la cupule et inversement. Il existe un mouvement de va-et-vient transmis au levier inscripteur.

Ces trois appareils sont combinés de façon que les trois leviers inscripteurs se déplacent sur une même ligne droite, perpendiculaire à la marche de la feuille. Le gros avantage de cette disposition est que tous les accidents, produits au même moment, s'inscrivent rigoureusement sur le prolongement l'un de l'autre, d'où suppression de toute correction de courbe, de moment, d'interprétation, etc.

Le cylindre-moteur, placé sous les leviers, a une longueur suffisante pour mettre en mouvement une bande de papier noirci de 70 millimètres de large. Comme seul le sphygmographe est à inscription directe, l'appareil s'appliquera sur l'avant-bras. Une armature métallique sert à maintenir le bras en pronation forcée et à fixer l'appareil.

Le malade est couché, le thorax découvert, surélevé par des oreillers en position de Pachon absolue. La main droite, sur laquelle est fixé l'appareil, repose sur la cuisse droite. Les pulsations radiale, jugulaire, apexienne étant bien repérées, on applique le polygraphe de façon que le ressort du sphygmographe appuie sur la radiale et que son levier propre, marque les battements du pouls. Deux aides appliquent ensuite les cupules réceptrices, l'une à la pointe, l'autre à la jugulaire droite. Dans bien des cas, un seul aide est suffisant, le malade peut maintenir lui-même la cupule cardiographique. Les précautions à prendre pour obtenir un bon résultat sont les suivantes :

1° Avoir une même longueur des tubes transmetteurs du polygraphe;

2° Obtenir une position des aiguilles telle qu'en liberté, leur levier soit exactement tangent au bord inférieur de l'ampoule réceptrice.

3° Procéder à un repérage fréquent, par projection des aiguilles, permettant de constater que les trois lignes s'inscrivent exactement sur leur prolongement et donnent en outre, en cas de décalage accidentel de l'appareil, des repères de correction très exacts.

Quant aux feuilles cardiographiques, nous les avons toujours noircies à l'aide du vulgaire rat-de-cave, qui donne un grain très fin, bien préférable à celui de la flamme de térébenthine. En prenant soin de noircir la feuille pour qu'elle ait une simple teinte brunâtre, les leviers inscripteurs ne s'émousseront pas et, surtout, ne s'accrocheront pas, et l'inscription ne sera pas retardée

par le frottement. Le tracé peut se prendre en deux
vitesses différentes. En même temps que s'inscrivent les
trois pulsations, le chronomètre marque les 1/5″.

Telle est la manière dont nous avons toujours procédé
pour la prise des cardiogrammes reproduits dans ce travail. Instrument parfait, d'un emploi des plus faciles et
des plus simples, l'appareil de Jaquet a été pour nous
un auxiliaire des plus précieux et des plus fidèle, dont
nous n'avons jamais eu qu'à nous louer.

A côté du polygraphe de Jaquet, nous citerons un
appareil français, construit sur le même principe et pré-
senté à la Société médicale des Hôpitaux, le 15 mai 1914.
Il se compose de deux ou trois polygraphes, en tous points
semblables à ceux que nous venons de décrire; seul le
sphygmographe ne leur est pas associé. L'inscription est
identique à celle de l'appareil de Jaquet.

Une fois l'inscription du cardiogramme terminée, la
feuille de papier noircie est fixée. Nous employons le
vernis sphygmographique préparé de la façon suivante :
on fait dissoudre, dans un litre d'alcool à 90°, 100 gr.
de gomme laque blanche, on filtre et l'on ajoute ensuite
15 gr. de térébenthine de Venise. On passe rapidement
et uniformément la feuille de papier dans une petite
quantité de ce vernis contenu dans une soucoupe. On
laisse sécher à l'air libre et l'on procède ensuite à la lecture du tracé.

Celle-ci se fait très simplement, au moyen d'une loupe,
d'un compas et d'un petit dispositif employé par notre
Maître. C'est un simple carré de verre sur lequel sont
tracées des lignes horizontales et verticales, délimitant de
petits carrés de 1 centimètre de côté. Quelques-uns de

ceux-ci sont divisés en millimètres. Pour repérer un point du graphique, il suffit d'adapter exactement l'une des lignes horizontales sur l'abscisse et l'une des verticales sur le point donné; le pied de la verticale marquera la projection de ce point sur l'abscisse. Il sera ainsi facile d'obtenir la projection de plusieurs points et d'en calculer la distance. Celle-ci pourra être transformée en longueur de temps, en la reportant sur le tracé chronométrique.

Aidée par les conseils si éclairés de M. le professeur Etienne, nous avons pu ainsi établir les différentes phases de la révolution cardiaque sur de nombreux cardiogrammes pris avec lui. Nous présenterons quelques tracés absolument normaux de plusieurs de nos camarades d'études qui ont bien voulu se prêter à nos recherches. Nous leur adressons tous nos remerciements.

Les cardiogrammes de nos malades nous permettront d'étudier aussi les modifications de la révolution cardiaque normale. Plusieurs ont déjà été publiés par M. le professeur Etienne et par nous dans des travaux antérieurs. Tous nos tracés ont été reproduits par la méthode photographique, ce qui en assure toute l'intégrité.

CHAPITRE III

LA RÉVOLUTION CARDIAQUE NORMALE

I. — Vue d'ensemble des tracés fournis par l'appareil de JAQUET.

Les tracés que nous inscrivons systématiquement montrent la superposition de quatre graphiques :

1° Le cardiogramme de la pointe;
2° Le phlébogramme de la jugulaire;
3° Le sphygmogramme de la radiale;
4° Les longueurs de temps chronographiées en 1/5° de seconde.

Que voit-on, *à priori*, en examinant un cardiogramme?

Deux élévations fondamentales de la ligne : la première est faible, à peine surélevée; la seconde est constituée par une ligne d'ascension droite, un plateau horizontal plus ou moins ondulé et une courbe de descente brusque. Ces deux élévations sont très rapprochées l'une de l'autre et séparées des suivantes par une ligne approximativement horizontale. Les travaux de CHAUVEAU et de MAREY ont montré que la première ondulation *a* correspondait à la systole auriculaire, la seconde à la systole ventriculaire, la ligne horizontale à la diastole, le tout constituant l'ensemble d'une révolution cardiaque.

Le tracé jugulaire présente trois ondulations se suivant régulièrement. En les repérant sur le cardiogramme, nous voyons que la première d'entre elles *a* correspond à la systole auriculaire; la suivante *c* est légèrement postérieure au début du sommet du plateau de la systole ventriculaire, et une troisième *v* correspond au point le plus bas de la ligne de descente ventriculaire ou au début de la diastole. Donc, au phlébogramme, la révolution cardiaque se traduira successivement par ces trois ondes *a*, *c*, *v*. La dépression *x* sépare *a* de *c* et *y* sépare *c* de *v*.

Au sphygmogramme, nous remarquons une grande ondulation systolique, suivie d'une ligne graduellement descendante, traduisant la phase diastolique interrompue par un petit ressaut qui constitue l'onde dicrote.

La figure la plus complexe correspond donc au tracé de la pointe. Pour faciliter l'étude de cette figure, il faut en délimiter les côtés. D'après CHAUVEAU et MAREY, le pied de la ligne d'ascension traduisant la systole ventriculaire correspondrait au point *a*, l'angle formé par celle-ci et la ligne horizontale du plateau au point *b*, l'angle formé par cette dernière et la ligne de descente au point *c*. Quant au point *g*, il marquerait le point le plus bas de la ligne de descente.

Pour MACKENZIE, la ligne *a—b* est indiquée par *D*, *b—c* par *E*, *c—g* par *F* et la phase diastolique par *G*.

Nous garderons cette notation pour désigner les différentes lignes du cardiogramme.

Ceci étant posé, nous pouvons maintenant passer à l'étude du cardiogramme, laissant de côté celle du phlébogramme et du sphygmogramme. Mais nous verrons combien la prise simultanée de ces trois tracés nous sera précieuse, l'une ou l'autre aidant à contrôler les données que traduit la pointe.

Pour la clarté de notre exposé, nous commencerons par l'étude de la systole, non pas auriculaire, mais ventriculaire. Nous nous écarterons en cela de l'ordre physiologique des phénomènes intracardiaques qui veut que l'influx moteur partant du nœud de Keith et de Flack provoque, en premier lieu, la systole de l'oreillette et, ensuite, seulement celle du ventricule.

II. — Interprétation du cardiogramme.

A) Systole ventriculaire

a) *Intersystole.*

Si nous examinons le tracé ci-contre d'un cœur normal (fig. 2), nous voyons au pied de la ligne ascendante représentant la systole ventriculaire une petite ondulation i.

i se présente au cardiogramme pris à la vitesse de 1 centimètre par seconde (fig. 2) sous forme d'une pointe à ligne ascendante rapide, ayant la même direction que la ligne ascendante de la systole ventriculaire, leurs pro-

longements formant approximativement deux droites
parallèles.

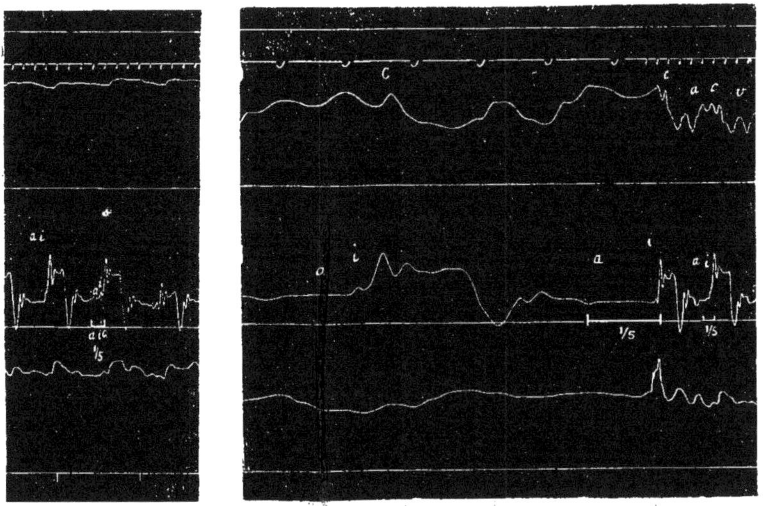

Fig. 2 et 3.

L'intersystole du cœur normal.

i s'intercale entre une contraction auriculaire nette *a* et le début de
la ligne de mise en tension ventriculaire. A la vitesse de 1 centimètre par seconde, *i* a la forme d'une pointe. A la vitesse de 5 centimètres par seconde, *i* a une forme plus étalée.

A cette courbe ascendante fait suite une ligne de descente également rapide qui, dans les cas types, redescend
au niveau du pied de la ligne initiale d'ascension.

A la vitesse de 5 centimètres par seconde, la ligne d'ascension est plus étalée, elle s'arrondit légèrement à son
sommet en colline; puis vient la ligne de descente (fig. 3).

Parfois celle-ci se raccorde directement au début de la ligne d'ascension ventriculaire.

Assez fréquemment, le cardiogramme inscrit une double secousse $i\,i'$ par deux ressauts plus ou moins séparés, parfois complètement isolés, de forme, de hauteur et de longueur identiques (fig. 4).

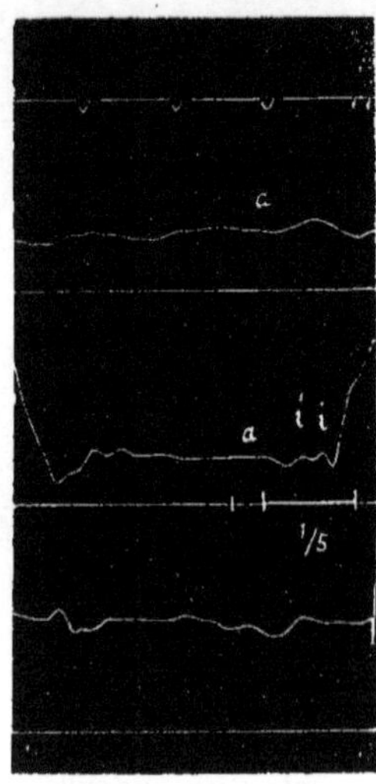

Fig. 4.

L'intersystole du cœur normal.

L'intersystole est bifide et s'inscrit par une double secousse $i\,i'$ nettement séparées.

La hauteur de i, mesurée en fonction de la ligne d'ascension ventriculaire, nous paraît dans les environs de $1/12^e$ (par exemple : $0\,^m/_m\,5$ pour $6\,^m/_m$, $1\,^m/_m$ pour $12\,^m/_m$).

La durée de la révolution de *i* est sensiblement de o″o4 dont assez exactement la moitié pour son ascension, soit o″o2.

La durée de *i i′* est de o″o8, celle de chacune des composantes, égale à o″o4 et la longueur de l'ascension de chacune d'elles de o″o2.

Comment interpréter ces phénomènes?

D'après les principes de la cardiographie, la ligne ascendante de *i* traduit une augmentation de pression interventriculaire ou une contraction musculaire.

La ligne de descente marque une diminution de la pression ou une phase de relâchement, de réaction élastique.

L'allure générale de *i* est celle d'une secousse musculaire simple, avec une phase de contraction et de décontraction également brusque.

Nous avons fréquemment trouvé la secousse *i* sur des tracés d'individus normaux. Cet *i* ne peut être confondu sur le cardiogramme avec la contraction auriculaire. En effet, si du sommet de la ligne d'ascension présphygmique (point *b*) on abaisse une perpendiculaire sur l'abscisse, et, si du pied de cette perpendiculaire, on compte vers la gauche 1/5″, ce point tombera en avant de *i* en pleine systole auriculaire. On sait que le temps qui sépare la contraction de l'oreillette de celle du ventricule est d'environ 1/5″, c'est donc que *i* est nettement postérieur à l'onde auriculaire *a* : c'est un accident *autonome* (fig. 5).

C'est, en outre, un phénomène *actif*; en effet, *i*, sur le cardiogramme, se traduit sous la forme d'une secousse muscalaire simple. Celle-ci ne peut être due à la contraction du muscle auriculaire, dont elle diffère graphiquement, et, en outre, au moment où se produit *i* l'oreillette est au repos, comme l'indique la ligne descendante de *a*. Elle n'est pas produite non plus par la contraction du muscle ventriculaire fondamental, puisque *i* apparaît avant la ligne d'ascension présphygmique.

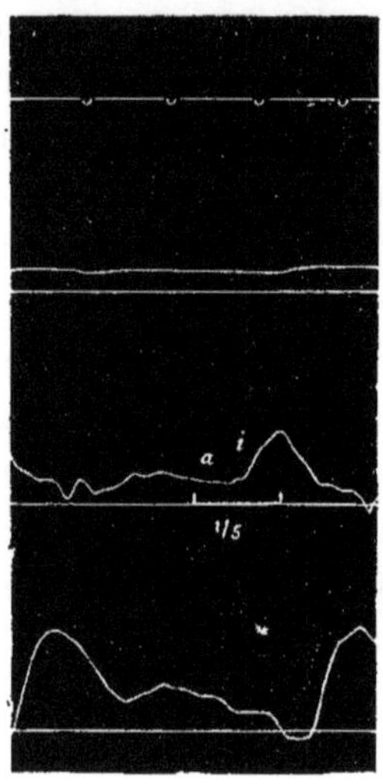

Fig. 5.

L'intersystole du cœur normal.

La distance équivalente à 1/5″ tombe en avant de *i* en pleine systole auriculaire.

D'autres muscles entrent donc en jeu qui ne peuvent être que les muscles papillaires. Leur contraction constitue le phénomène de l'intersystole.

La ligne d'ascension de *i* montre leur rôle actif, intervenant comme *tenseur présystolique* (par rapport à la ligne d'ascension présphygmique) des valvules, fixant leur obturation préalablement établie par la terminaison de la systole auriculaire.

Nous verrons, en effet, en étudiant la contraction de l'oreillette, que la fermeture des valvules mitrale et tricuspide correspond avec la fin de la systole auriculaire *a*. Le ventricule, au moment où se place l'intersystole, forme un espace clos rempli de sang. L'oreillette est revenue en diastole, le muscle ventriculaire fondamental y est encore. Les muscles papillaires se contractent brusquement comme un muscle quelconque du squelette, diminuent de longueur et, par conséquent, exercent une traction de haut en bas sur les cordages valvulaires. Cette traction va détendre les valvules, augmenter leur surface de contact et réaliser leur fermeture hermétique.

Avec le début de la ligne descendante de *i*, cesse ce rôle actif; les piliers n'ont plus, dès lors, qu'un rôle *passif*, celui de maintenir passivement, par leurs cordages, les valvules pendant la systole et d'empêcher le dôme valvulaire de se retourner dans les oreillettes à la façon d'un parachute troué en son centre, sous l'action de la violente pression sanguine intra-ventriculaire déterminée par la systole et s'exerçant sur lui de dedans en dehors.

Quant aux accidents *i i′*, ils ne peuvent correspondre qu'au phénomène de l'intersystole, car ils s'intercalent en avant, entre la révolution auriculaire *a*, parfois elle-même dédoublée en *a a′*, et, en arrière entre le pied de la ligne de mise en tension présphygmique.

Ce dédoublement de l'intersystole ne peut traduire que

l'asynchronisme de la contraction des systèmes papillaires, appartenant aux deux ventricules.

Anatomiquement, ces phénomènes peuvent s'expliquer.

Nous avons vu que le stimulus moteur part du nœud de Keith et Flack, traverse l'oreillette droite, puis, par dérivation, la gauche, arrive au nœud de Tawara et gagne le faisceau de His. Nous savons que celui-ci se divise en deux branches droite et gauche, et que chacune d'elles donne deux sortes de ramifications secondaires; les unes courtes allant aux piliers, les autres longues descendant à la pointe pour remonter et se distribuer seulement aux muscles muraux des ventricules.

Suivant que le point considéré est plus ou moins éloigné du nœud sinusal, le chemin à parcourir par le stimulus sera plus ou moins long et ce point entrera en contraction dans un laps de temps proportionnel au chemin parcouru. Aux piliers aboutissent les branches courtes du faisceau de His, par conséquent, ils se contractent avant la masse ventriculaire.

D'autre part, la branche gauche du faisceau de His se ramifie plus tôt que la droite, donc les piliers de gauche se contractent avant les droits, d'où dédoublement de i en $i\,i'$, cette différence de temps est si faible que souvent $i\,i'$ sont fusionnés.

Il peut parfois se faire que i, lui-même, ne soit pas inscriptible ou à peine (fig. 6). Son inscription n'est pas toujours possible. A l'état normal, le début de la systole ventriculaire suit de $1/5''$ le début de la systole auriculaire. Il suffit d'une légère tachycardie pour que cet intervalle soit plus court. Il s'ensuit que la réaction élastique, qui succède à la distension des parois ventriculaires du

fait de la systole auriculaire, n'a pas le temps de s'inscrire. La contraction des muscles papillaires surprend le
muscle cardiaque encore distendu, l'intersystole ne peut
s'extérioriser d'autant que la systole ventriculaire la suit
de très près. On voit alors que la ligne descendante de

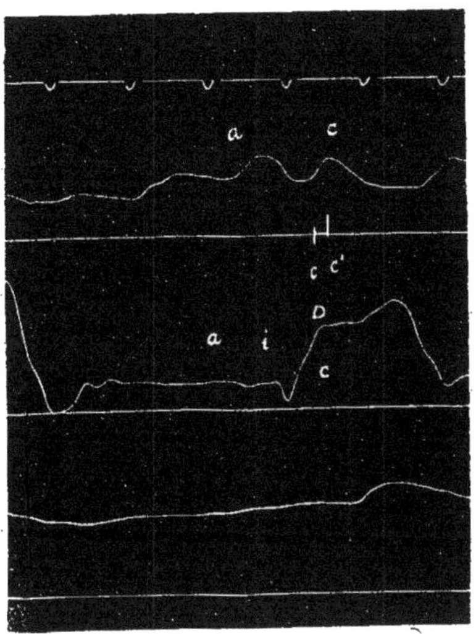

Fig. 6.

L'intersystole du cœur normal.

i s'extériorise peu; on remarque, en outre, que sa bifidité
est ébauchée.

réaction élastique de *i* manque, sa ligne ascendante se
continuant avec la ligne d'ascension présphygmique. Ou
même, celle-ci se continue directement avec la courbe
ascendante de la contraction ventriculaire.

Les conditions favorables pour l'inscription de *i* sont
donc :

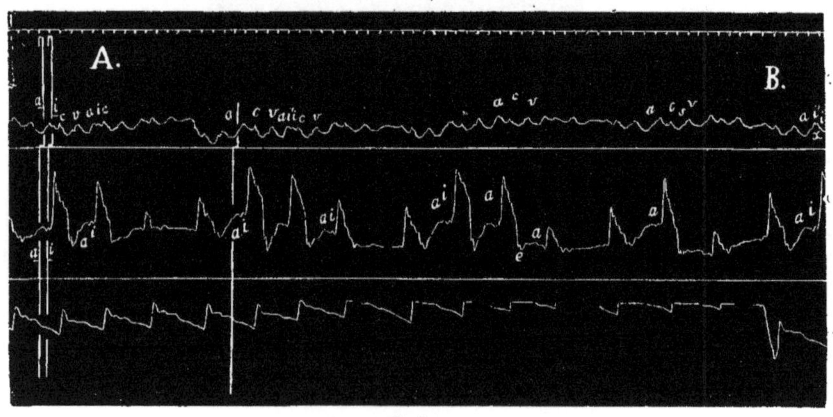

Fig. 7.

L'intersystole dans un cas d'hypertrophie cardiaque.

i s'inscrit nettement au cardiogramme. Il se transmet à la jugulaire et s'inscrit entre *a* et *c* (partie A).
Au phlébogramme (partie B), *i* est nettement bifide, *i i'* s'inscrivant après *a*.

1° Une certaine bradycardie, l'intervalle auriculo-ventriculaire devenant supérieur à 1/5″. Tel est le cas du malade dont MM. Pezzi et Sabri ont publié le tracé;

2° Une vitesse déterminée du cylindre enregistreur, facilement obtenue avec l'appareil de Jaquet.

Quoi qu'il en soit, nous pouvons conclure que *i* est bien un phénomène *réel, normal, physiologique du cœur humain* et que son *dédoublement provient d'un certain asynchronisme entre le cœur gauche et le droit.*

Pour nous en convaincre, d'ailleurs, il nous faudra repérer *i* au phlébogramme.

Nous voyons que *i* du cardiogramme peut se transmettre à l'onde jugulaire et s'inscrire par l'accident *i* dans le fond de la dépression séparant *a* de *c*. Ceci est surtout net dans les cas d'hypertrophie cardiaque, alors que le trouble de l'hypercontractilité ne contribue qu'à accentuer les phénomènes normaux sans les déformer, comme nous le verrons plus loin (fig. 7 A). Sur ce tracé, il nous a été possible, en outre, d'observer le dédoublement *i i′* non seulement au cardiogramme, mais aussi au phlébogramme (partie B).

Cet accident du phlébogramme serait dû à l'intersystole, car nous l'avons toujours trouvé antérieur au pied de la phase de mise en tension D.

Chauveau, le premier, a mis en évidence le phénomène de l'intersystole, en montrant que, sur les tracés de pression intraventriculaire chez le cheval, s'interpose entre la systole auriculaire et ventriculaire, un troisième phénomène actif, qu'il appelle « l'intersystole du cœur », Il l'attribue à la contraction des muscles papillaires.

Pachon a repris l'étude de l'intersystole chez le chien;
il conclut ainsi :

« Chez le chien, la systole auriculaire est un phénomène nettement séparé de la systole ventriculaire et absolument achevé quand entre en jeu l'activité du ventricule. Postérieurement à la systole auriculaire, quand elle
est inscrite sur le tracé de pression intraventriculaire,
celui-ci présente une augmentation de pression absolument différente, qui précède immédiatement le début de
la grande pulsation ventriculaire et qui correspond nettement à l'intersystole de Chauveau.

« Lorsque, par des artifices expérimentaux appropriés,
on vient à produire de la dissociation auriculo-ventriculaire, on peut voir sur le tracé de pression intracardiaque
la disparition de l'intersystole, en l'absence de l'activité
du ventricule et malgré la persistance de l'activité de
l'oreillette. L'intersystole est donc un phénomène d'origine ventriculaire. C'est l'activité apparente de l'activité
des muscles papillaires et ce phénomène peut être considéré comme un temps de préparation valvulaire à l'effort
que ces valvules auriculo-ventriculaires vont avoir à sou-
tenir contre la poussée brusque du sang au moment
même de la systole ventriculaire. »

Nous voyons que nos déductions sont conformes à ces
données, sauf en un point important. Pour nous, la ligne
de descente de *i* traduit l'action passive des muscles papillaires. Ceux-ci ne restent donc pas contractés et, au moment où se produit la systole ventriculaire, les valvules
ne sont pas tendues, mais maintenues dans une certaine
mesure par leurs cordages. La pression sanguine, grâce

à cette absence de tension, va refouler les valvules, former le dôme atrio-ventriculaire, augmenter leur surface de contact et, par là même, va réaliser une occlusion plus parfaite.

Ce phénomène de l'intersystole n'a pas été admis par tous les physiologistes, comme POTAIN et LUCIANI.

Nous n'entrerons pas ici dans les discussions à ce sujet.

MM. PEZZI et SABRI confirmèrent nettement son existence.

Ils reproduisent un cardiogramme recueilli chez un homme de 73 ans, sans signe de lésion cardiaque, sur lequel, entre l'ondulation auriculaire et le pied de la ligne d'ascension ventriculaire, s'intercalait une deuxième ondulation très nette caractérisant l'intersystole i.

Celle-ci survenait quand la ligne descendante de la systole auriculaire était complètement terminée.

Par contre, ces auteurs ont contesté l'interprétation de l'onde jugulaire i, parce que, sur leurs tracés, i se place exactement au début de la systole ventriculaire. Se rangeant à l'interprétation de MACKENZIE, HERING, WENKEBACH, ils font de c jugulaire une réaction d'origine artérielle, et attribuent i jugulaire à la propulsion provoquée par la systole ventriculaire brusque avant l'ouverture des sigmoïdes, secousse propagée à la masse sanguine de l'oreillette, à la veine cave et aux veines jugulaires; i appartiendrait donc au début de la systole ventriculaire.

Mais, dans cette interprétation, i jugulaire devrait correspondre à une partie de la ligne D de mise en tension présphygmique. Or, en examinant attentivement la figure 7, il est évident que i jugulaire apparaît immédiatement après *i* du cardiogramme et précède d'un temps appréciable l'apparition au cardiogramme du pied de la ligne ascendante de mise en tension présphygmique; *i* jugulaire ne peut donc pas être déterminé par la contraction ventriculaire qu'elle précède, il ne peut être dû qu'à l'intersystole.

De même, le professeur BARD a constaté, dans des cas d'hypertrophie du cœur d'origine rénale, que l'onde *a* est précoce tout en gardant une durée normale. Dans ces cas, « il se produit, entre elle et l'onde *c* suivante, une intersystole pendant laquelle la courbe accuse une petite onde *i*. Celle-ci, toujours très faible, correspond au mouvement que M. CHAUVEAU a enregistré dans certains cas chez le cheval, et qu'il a cru devoir attribuer à la contraction des muscles papillaires. Pour ma part, je ne vois dans ce crochet intersystolique que la manifestation de la réaction élastique de l'oreillette ».

Nous ne pouvons nous rallier à cette opinion, puisque cette réaction se produit dès la ligne descendante de l'onde *a*, *a* étant complètement terminée lorsque paraît *i*. Ceci est vrai au phlébogramme comme au cardiogramme.

En somme, l'onde *i* est conjuguée au cardiogramme et au phlébogramme; *i*, dans l'un comme dans l'autre tracé, traduit donc l'intersystole, c'est-à-dire la contraction des muscles papillaires, les premiers à entrer en activité dans le myocarde ventriculaire, et leur contraction aurait pour but d'exercer une traction de haut en bas sur les valvules.

b) *Phase de mise en tension présphygmique.*

A la ligne descendante de *i* fait suite une ligne brusquement ascendante, constituant la phase *a — b* de Marey, la période *D* de Mackenzie.

En étudiant la direction de cette ligne *D*, on constate qu'elle est formée approximativement par une droite, perpendiculaire ou légèrement inclinée sur la ligne des abscisses. Son extrémité inférieure commence aussitôt après la fin de l'intersystole, soit que la base de la ligne de descente de *i* en soit complètement séparée, soit qu'elle

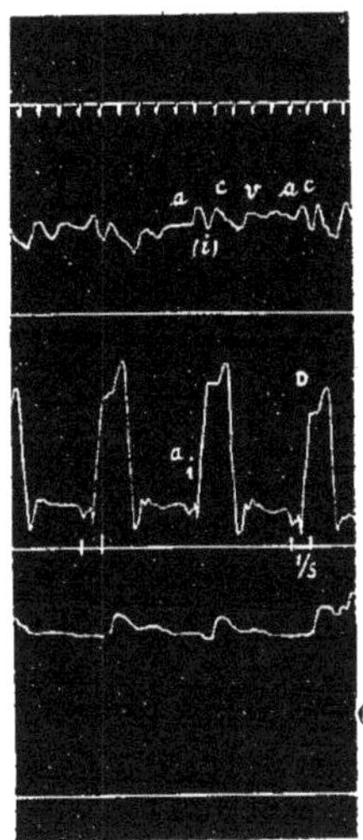

Fig 8.

La ligne D du cœur normal.

La ligne D s'étend depuis la ligne de descente *i* jusqu'au plateau et présente une légère ondulation en son milieu (ébauche de *l*).

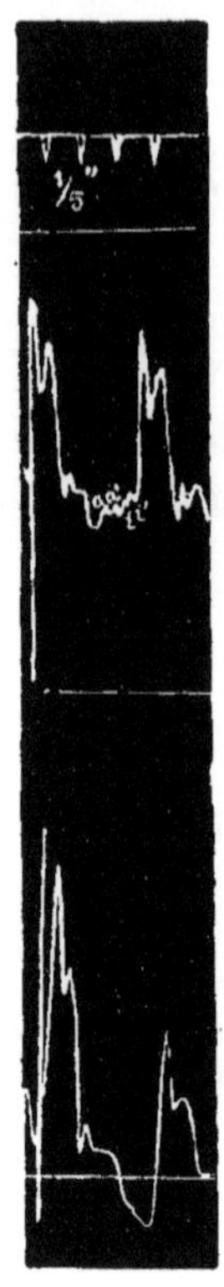

Fig. 9.

Le crochet infé-
rieur de la ligne
D est constitué
par une inter-
systole bifide,
dont *i'* n'a pas
eu la place pour
s'isoler complè-
tement La ligne
D s'étend d'un
seul jet depuis la
ligne de des-
cente *i'* jusqu'au
plateau.

vienne se fusionner plus ou moins avec elle. Son extrémité supérieure se termine en abordant le plateau systolique au point *b* (fig. 8).

Parfois, cette ligne *D* s'élève dès la fin de la réaction élastique de *i*, directement jusqu'au sommet où elle aborde le plateau; elle s'étend donc d'un seul jet entre les deux points *a* et *b* (fig. 9).

C'est là le *premier type*, le plus simple, de la ligne *D*.

Tout au pied de cette ligne s'observe souvent un premier crochet, constitué par l'intersystole *i* lorsque sa ligne de descente ne peut s'isoler de la grande systole ventriculaire et vient, pour ainsi dire, s'y accoler. Parfois le crochet inférieur est constitué par le deuxième élément d'une inter-systole bifide, dont *i'* n'a pas eu la place pour s'isoler, comme l'a fait *i* (fig. 9).

Sur de nombreux cardiogrammes expressifs (fig. 10 et 13) cette ligne *D* est coupée par un deuxième crochet, plus ou moins marqué, situé généralement à mi-hauteur ou un peu plus haut. Simple ressaut sur les tracés lents, court palier horizontal sur les tracés en vitesse, cet accident *l* divise la ligne *D* en deux segments sans en modifier la direction générale. Il semble simplement que le segment inférieur soit légèrement déplacé vers la gauche du tracé, tous deux restant cependant parallèles.

Graphiquement, cette ligne d'ascension rapide traduit.

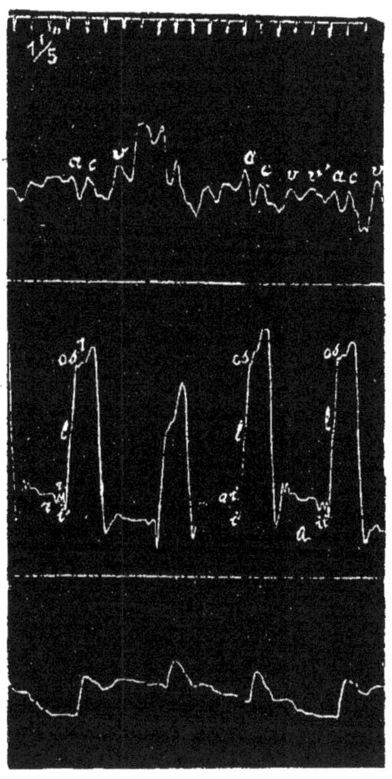

Fig. 10.

On remarque que l'accident *l* bien marqué donne dans ce cas une double ondulation à la ligne d'ascension présphygmique.

une élévation brutale de la pression intraventriculaire. Les valvules auriculo-ventriculaires et sigmoïdes étant fermées, cette augmentation de pression est synonyme d'effort musculaire, la force mise en jeu atteignant d'emblée son maximum. Les travaux de laboratoire ont montré que cette force est due à l'effort de la contraction de la masse ventriculaire, du Treibwerk.

Les deux ventricules se contractent brusquement, projetant la pointe en avant contre la paroi thoracique. C'est cette projection qu'inscrit le cardiogramme. Autrement dit, la ligne d'ascension D correspond à la contraction des ventricules, elle constitue le *retard essentiel*, la *phase de mise en tension* de CHAUVEAU et MAREY, l'Anspannungszeit des Allemands, la période *présphygmique* des Anglais.

Au point de vue *physiologique*, que se passe-t-il pendant toute cette période?

Le muscle ventriculaire se contracte brusquement, il va exercer sur son contenu une pression également brusque. Le sang étant un liquide, par conséquent incompressible, cherche à s'échapper. Le ventricule forme à ce moment un vase clos, muni de deux soupapes : d'une part, les valvules auriculo-ventriculaires s'ouvrent de dehors en dedans et, d'autre part, les sigmoïdes s'ouvrent de dedans en dehors. La masse sanguine comprimée fermera les premières et ouvrira les secondes. La contraction ventriculaire va parachever la fermeture des valvules auriculo-ventriculaires déjà commencée, comme nous le verrons plus loin, par le phénomène valvulaire terminal de la systole auriculaire et complétée ensuite par l'intersystole.

La décontraction des muscles papillaires étant établie, la pression ventriculaire refoule les valvules vers la cavité auriculaire, autant que le permet la tension passive des cordages, formant ainsi le dôme *atrio-ventriculaire*. L'occlusion hermétique des orifices auriculo-ventriculaires est dorénavant assurée.

Quant aux valvules sigmoïdes, elles s'ouvrent devant la poussée sanguine dès le moment où la pression intraventriculaire sera supérieure à celle du système artériel opposé (15 à 20 Hg., d'après les travaux de CHAUVEAU).

Nous pouvons donc dire que la ligne d'ascension systolique du cardiogramme représente l'effort de contraction ventriculaire nécessaire et suffisant pour vaincre la pression artérielle. Pendant toute cette période, il ne passe pas de sang dans le système circulatoire, ce dernier phénomène marquant la fin de la phase de mise en tension.

Il nous sera facile de repérer exactement sur nos tracés le point correspondant à l'ouverture des sigmoïdes, il doit être situé au pied de l'ondulation systolique du sphygmogramme. Nous avons recherché ce point sur un tracé d'anévrisme de l'aorte.

Nous voyons que le début de la pulsation anévrismale est, d'un très faible temps, postérieur au sommet de la ligne de mise en tension présphygmique (fig. 11).

Un peu plus en aval (fig. 12), l'inscription de l'onde carotidienne nous donne les mêmes résultats. Tous nos sphygmogrammes marquent le pied de l'onde systolique un peu après l'inscription du sommet *b* du cardiogramme. La distance comprise entre ce point *b* et le pied de l'onde du sphygmogramme est égale au temps que met le sang pour passer de l'orifice aortique au point artériel considéré.

Au pied de ces ondes artérielles, soit aortiques, soit carotidiennes s'observe souvent la petite encoche *p* de Laubry et Pezzi. Elle est déterminée par la propulsion transmise à la colonne sanguine et résulte du choc du

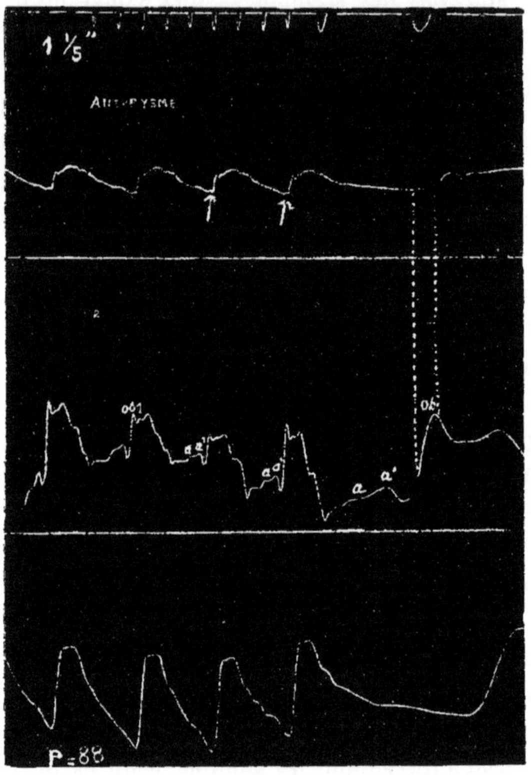

Fig. 11.

Anévrysme de l'aorte.

Le début de la pulsation aortique est d'un faible temps postérieur au sommet de la ligne de mise en tension marqué *OS*. Au pied de la pulsation aortique, on observe la petite encoche *p*.

sang intraventriculaire, projeté par la systole contre le plancher sigmoïdien encore fermé. Cette encoche se repère sur nos tracés au niveau de la base de la ligne de mise en tension présphygmique avant son sommet b.

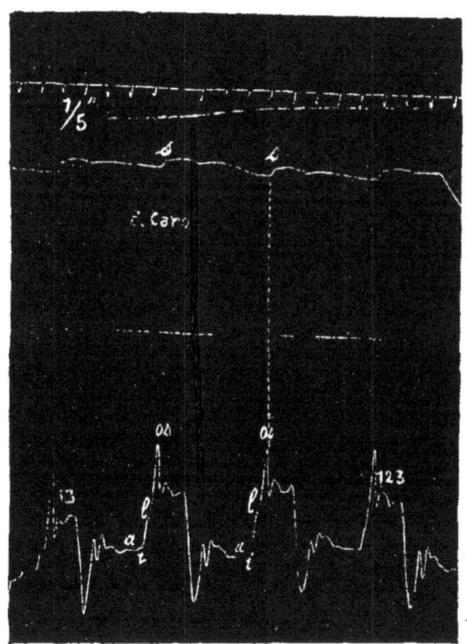

Fig. 12.

Le sommet de *OS* ou b est légèrement antérieur au pied de l'onde systolique carotidienne. Au pied de cette onde on observe la petite encoche s équivalente de p.

L'onde c jugulaire est toujours postérieure au point b. Si elle était due, comme on l'a souvent prétendu, à la propulsion de l'onde jugulaire, ébranlée par le choc de la systole contre le dôme valvulaire atrio-ventriculaire, elle serait contemporaine de la même projection contre les valvules sigmoïdes, déterminant l'accident p sur les tracés carotidiens. Comme p est antérieur au sommet b du cardiogramme, il ne peut en être ainsi.

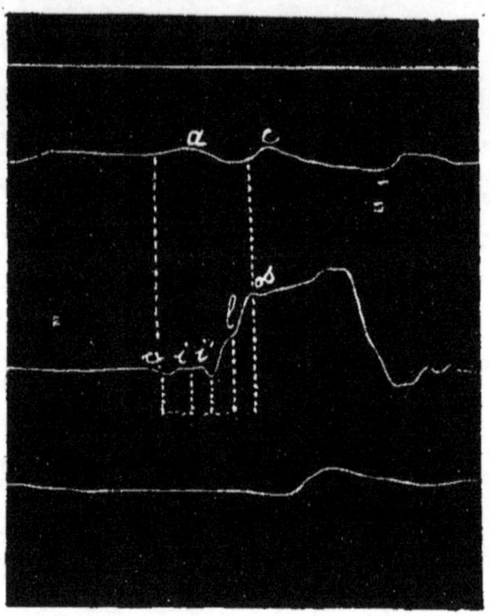

Fig. 12 *bis*.

L'onde c jugulaire est toujours postérieure au point b ou OS dans ce cas.

Quoi qu'il en soit, le début de l'onde systolique, dans l'aorte et dans les carotides, est nettement postérieur dans nos tracés au point b, de même l'onde c jugulaire. Nous pouvons donc conclure que le point b correspond bien, dans la règle générale, à l'ouverture des sigmoïdes. Nous verrons qu'il peut y avoir des exceptions.

Il nous reste maintenant *à rechercher la signification*

de l'encoche l observée sur cette ligne présphygmique D. Celle-ci peut se présenter sous deux formes :

1° *l* n'est indiquée que par une simple ondulation de la ligne D. En rapprochant cette ondulation de celle de $a\,a'$ ou $i\,i'$, nous l'attribuerons à l'intervention du deuxième ventricule, c'est-à-dire du droit, qui vient se greffer sur celle du gauche et surajouter sa ligne ascendante à la première. Ceci expliquerait le parallélisme relatif des segments inférieur et supérieur de la ligne présphygmique.

Par conséquent, *l indiquerait un léger asynchronisme dans la contraction des ventricules.*

Cette théorie de l'asynchronisme des deux ventricules est d'ailleurs conforme aux données des anatomistes, qui ont montré que les ramifications du faisceau de His abordent le ventricule gauche avant le ventricule droit.

De même, les très importants travaux, poursuivis au laboratoire de physiologie de Liége, par L. Frédéricq et ses élèves, paraissent bien établir l'asynchronisme de la contraction des deux ventricules; l'onde de contraction, par le faisceau de His, atteignant la pointe du ventricule gauche avant le ventricule droit, l'action motrice arrive plus tôt au ventricule gauche, qui y répond plus tôt et se contracte avant son congénère droit. Les recherches de Rothberger et Eppinger, de Nicolaï confirment bien ces données. D'après Lewis, l'écart entre la contraction du ventricule droit et celle du gauche serait de $o''o2$. Sur la figure 12 *bis*, l'écart exceptionnellement marqué entre le pied de la ligne de mise en tension et le pied de l'onde c donne sensiblement $o''o5$, mais dans la majorité de nos tracés, l'écart paraît varier entre $o''o2$ et $o''o3$.

2° L'accident *l* est très accentué, formant un véritable ressaut, un palier, ainsi que le montre la figure 12 *bis*, parfois même marqué par une légère indication de dépression, comme l'a vu Pezzi. Cette ascension de *l*, d'après M. le professeur Etienne, nous paraît, dans ces cas, indiquer un phénomène plus complexe et pouvoir être attribuée à l'ouverture des sigmoïdes aortiques; les figures 12 *bis* et 13 sont particulièrement démonstratives à cet égard. La ligne *D* est constituée par deux portions ascendantes, de hauteur, de direction, de durée identiques, traduisant la succession en *l* de deux phénomènes également identiques : contraction du ventricule gauche, terminée par l'ouverture des sigmoïdes aortiques en *l*, puis début en ce même point de la systole ventriculaire droite. En ce cas, la ligne ascendante D aborderait le plateau par l'ouverture en *b* des sigmoïdes pulmonaires.

Donc, suivant que *l* est peu marqué ou forme un véritable ressaut, le sommet *b* de la ligne présphygmique traduira ou l'ouverture des sigmoïdes aortiques, ou celle des sigmoïdes pulmonaires. Ce n'est que l'étude comparative de la ligne d'ascension *D* et du plateau systolique qui nous permettra de préciser, comme nous le verrons plus loin.

En tous cas, *l* nous paraît traduire fondamentalement l'intervention de la systole du ventricule droit.

Ce crochet *l* est net sur le cardiogramme gauche de Chauveau et de Marey. Il a été observé notamment par M. d'Espine, qui l'attribue à une discordance dans la contraction des ventricules, en s'appuyant sur les données plus anciennes de Rosenstein et de Traube. Ces auteurs avaient déjà conclu que « la systole n'est pas une secousse

unique, mais se fait en plusieurs temps ». Pour M. D'ESPINE
l serait surtout net dans le bruit de galop et s'expliquerait par une sorte de systole en deux temps. M. D'ESPINE
a publié un cardiogramme humain dans lequel la ligne
d'ascension présphygmique est coupée en son milieu par
un temps d'arrêt, précédant le battement carotidien. Il
n'accepte pas l'explication donnée par D'ESPINE, et
M. François FRANCK, à qui ce tracé fut soumis, attribua
cet accident à l'ouverture des sigmoïdes.

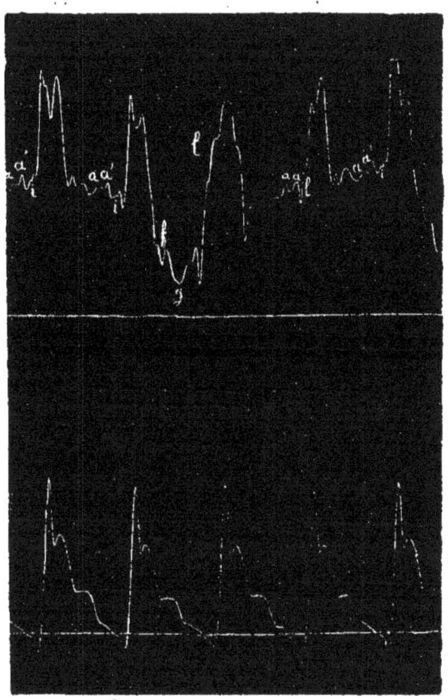

Fig. 13.

La troisième systole marque une accentuation de l'accident l
indiquant l'ouverture des sigmoïdes aortiques en ce point.

Après lui, M. Pezzi, puis M. Laubry placent ce crochet semi-lunaire, qu'ils désignent sous le nom d'encoche semi-lunaire, et notent OS à l'union des deux tiers inférieurs et du tiers supérieur de la ligne ascendante, ou au sommet b au moment où cette ligne aborde le plateau qui souvent continue encore à marquer une légère ascension.

D'accord avec Chauveau, Marey et Mackenzie, nous considérons le sommet b de la ligne présphygmique comme un phénomène valvulaire mais avec cette restriction que b correspondrait à un phénomène valvulaire unique. Tantôt, l étant peu marqué, b traduit l'ouverture des sigmoïdes aortiques seules. Tantôt l formant un véritable ressaut, b traduit l'ouverture des sigmoïdes pulmonaires seules. Dans ce cas, d'accord avec l'interprétation de MM. Pezzi et Laubry, l, devenu OS, correspondrait à un phénomène valvulaire; mais avec cette même différence qu'il correspondrait à un phénomène valvulaire unique, la fermeture des valvules aortiques seules.

Il nous reste maintenant à évaluer la durée de la phase présphygmique. Pour ce faire, il nous suffira d'abaisser sur la ligne des abscisses, une première perpendiculaire partant du pied de la ligne D et une seconde partant du point b. La distance qui les séparera, transformée en longueur de temps, donnera la durée de la période de mise en tension (fig. 12 *bis*).

Nous l'avons sensiblement trouvée égale à o''oi et o''o2.

Ce calcul à donné lieu à de nombreux débats.

Hürthle, Frédéricq, expérimentant chez le chien, ont donné les chiffres de o''o2 et o''o4.

Martius, mesurant la ligne D du cardiogramme

humain, donne o″07 et o″014. Tigerstedt mesure la longueur de *p* du sphygmogramme carotidien qui, nous l'avons vu, correspond à la phase de mise en tension; il l'évalue à o″05.

Einthoven et Gelük, enregistrant la période qui sépare le premier bruit de la pointe et de la base, trouvent o″06.

Robinson et Draper, dans une étude sur cette question, ont proposé quelques modifications techniques dans le but de préciser, d'une manière plus exacte, la vitesse de propagation de l'onde pulsatile, depuis l'origine de l'aorte jusqu'à un point connu de la carotide et, par conséquent, de mesurer plus correctement la période présphygmique chez l'homme.

D'après ces auteurs, sa durée oscille entre o″07 et o″085.

Sans l'appui du cardiogramme, cette mesure est des plus difficiles. Il faut recourir à des méthodes indirectes. Les physiologistes mesurèrent cette phase en retranchant du temps séparant le début de la systole ventriculaire et la pulsation carotidienne, celui qu'emploie l'onde pulsatile pour se propager de l'aorte à ce point carotidien considéré.

Par cette méthode :

Rives trouve....................	o″073
Landois......................	o″08
Keyt........................	o″06
Edgreen.....................	o″087 à o″09
Hürthle.....................	o″06
Frédéricq...................	o″04 à o″07

Nous voyons qu'en procédant ainsi, les résultats obtenus sont très variables; seule, la ligne *D*, dûment repérée sur le cardiogramme, pourra nous fournir des renseignements utiles. Les chiffres trouvés par nous se rapprochent de ceux trouvés par Müller et Breuer, obtenus au moyen de l'électro-cardiogramme.

Cette longueur de temps est précieuse à connaître, elle nous fournit des données utiles sur l'état du muscle ventriculaire et sur la pression vasculaire. Plus le muscle sera vigoureux, plus la tension artérielle sera base, et plus la période présphygmique sera brève. Cette tension artérielle, venant à être enregistrée, les variations de la longueur de la période présphygmique pourraient être raportées à l'état du muscle ventriculaire seul. Ces précisions seront souvent d'une véritable utilité clinique.

Donc, en résumé, la ligne d'ascension présphygmique traduit la contraction brusque du muscle ventriculaire gauche puis du muscle ventriculaire droit, luttant contre la pression artérielle s'exerçant en aval des sigmoïdes. Le résultat de cet effort puissant, propre à chaque ventricule, correspond à l'ouverture successive des valvules artérielles. Ce phénomène marque la fin de la phase de mise en tension, en même temps que l'arrivée du sang dans le système circulatoire.

c) *Phase d'expression.*

Cette phase, d'après Chauveau, s'étend du point *b* à *e*; elle comprend là ligne *E* de Mackenzie. Située entre la ligne d'ascension et de descente ventriculaire, elle constitue le *plateau systolique*.

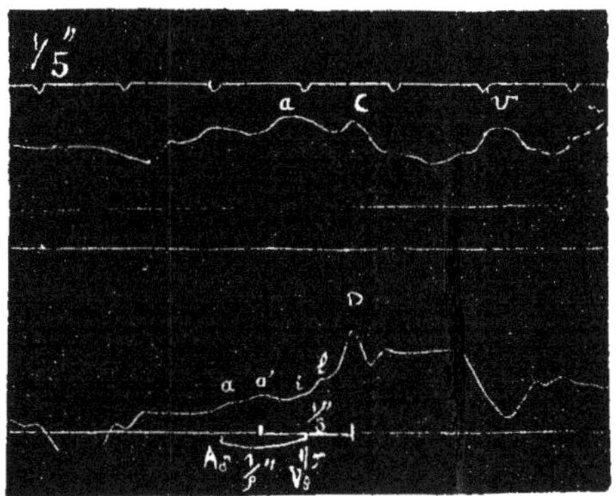

Fig. 14.

La phase d'expression est comprise entre la ligne d'ascension
et de descente. Le plateau est horizontal.

Physiologiquement, elle est comprise entre l'ouverture et la fermeture des valvules sigmoïdes. Sa durée est constituée par le temps que met le sang, contenu dans les ventricules, pour passer dans le système artériel.

Sur nos tracés, la phase du plateau systolique est formée par une ligne généralement ascendante, présentant plusieurs ondulations (fig. 16). Parfois elle est presque horizontale (fig. 14); d'autres fois, nettement descendante ((fig. 19); le plateau est souvent très court. Les ondulations apparaissent irrégulières, tantôt très prononcées, en forme de pointe (fig. 12), ou à peine marquées (fig. 16). Leur nombre varie de un à deux ou trois. Quel-

quefois, elles font complètement défaut; le plateau a la
forme d'un dôme régulièrement arrondi (fig. 15).

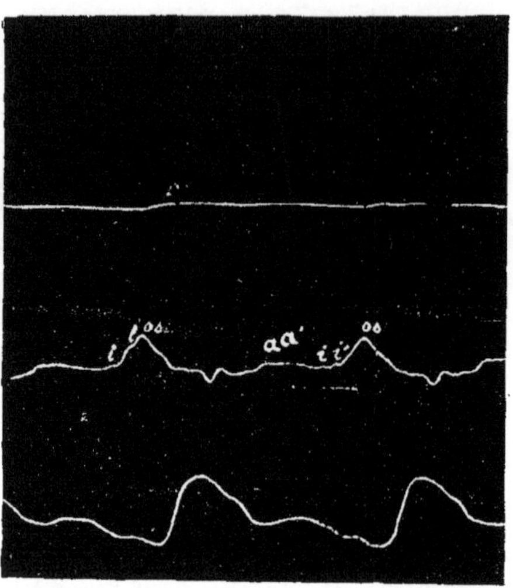

Fig 15.

Le plateau est très court, ne présente pas d'ondulations.
Il a la forme d'un dôme régulièrement arrondi.

Quoi qu'il en soit, si la ligne uniformément ascendante
de la phase présphygmique marque la mise en œuvre
d'une force uniformément croissante, l'inscription d'une
ligne horizontale suivant la contraction systolique indiquerait le maintien constant de la période active. L'inten-
sité de la force déployée serait la même depuis le point *b*
jusqu'en *e*. Les ondulations du plateau nous indiquent
qu'il n'en est pas ainsi; il y a de légères variations. Nous
avons constaté, d'autre part, que l'allure habituelle de
cette ligne n'est pas horizontale, mais ascendante.

Comment interpréter ce phénomène?

D'après la loi « du tout ou rien » de Ranvier, les fibres musculaires cardiaques atteignent d'emblée leur maximum d'effort au point *b*. D'autre part, nous l'avons vu, la phase de mise en tension ne peut être attribuée

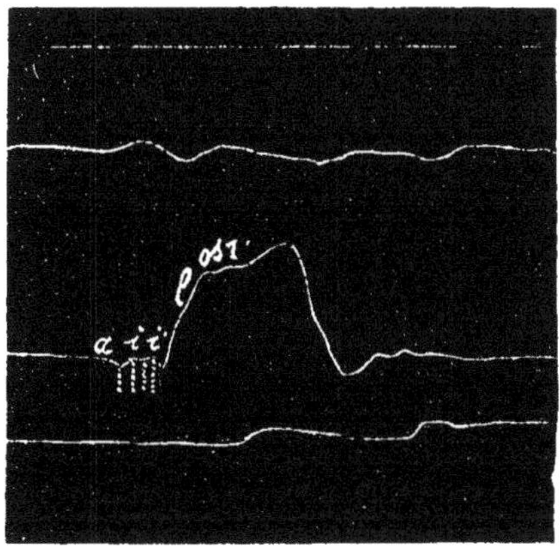

Fig. 16.

Le plateau a une direction ascendante. Les ondulations
sont à peine ébauchées.

qu'à la contraction de la masse principale des muscles du cœur. L'histologie nous enseigne que le myocarde est constitué par trois couches de fibres musculaires distinctes : une externe, formée par les fibres communes aux deux ventricules; une moyenne, la plus importante, formée de fibres propres à chaque cavité, et une interne, constituée également de fibres communes. En outre, les travaux de EINTHOVEN ont montré que les ramifications du

faisceau de His se distribuaient tout d'abord à la couche
moyenne et, seulement après, aux couches externe et
interne. Il s'ensuit que la contraction des fibres propres
à chaque ventricule précédera celle des fibres communes
ou fibres spirales. C'est donc la contraction des muscles
de la couche moyenne ou Treibwerk que traduira la
ligne d'ascension présphygmique. C'est la persistance de
leur état actif que marquera la ligne uniformément
horizontale du plateau.

Or, non seulement cette ligne reste horizontale, mais
elle s'élève graduellement et présente des ondulations.

Ceci nous indique la persistance de la contraction du
muscle mural et, de plus, la mise en jeu d'une force
nouvelle. Elle ne peut être produite que par un élément
musculaire nouveau. Les muscles papillaires sont déjà
contractés, le Treibwerk de même, seules restent les fibres
spirales. Anatomiquement, le système des fibres spirales
est assez complexe; il est constitué par : a) le groupe des
fibres antérieures, allant de la base du ventricule droit à
la pointe, en se tournant en 8, pour venir sur la face
interne du ventricule gauche seulement; b) le groupe des
fibres postérieures, allant du ventricule gauche aux ventricules droit et gauche.

Nous attribuerons donc la tension du plateau systolique
à la *persistance de la contraction du muscle mural à laquelle vient s'ajouter l'action des fibres spirales.*

Physiologiquement, cette action s'explique très simplement. Au moment où le sang passe du ventricule à l'aorte,
la pression intraventriculaire doit baisser. Il faut cependant que cette pression soit maintenue pour continuer

l'expulsion du sang, malgré la contrepression artérielle.
Celle-ci augmente même, du fait que les canaux de l'arbre
artériel deviennent de plus en plus étroits, comme le fait
si judicieusement remarquer D'ESPINE.

Grâce à la mise en œuvre des fibres spirales, la cavité
ventriculaire se moulera, pour ainsi dire, sur la masse
sanguine restante, l'expulsant par un travail d'expression
progressive, analogue à celui des doigts exprimant une
éponge.

En résumé, la couche des fibres spirales va continuer
l'action du muscle mural et cette action se manifestera graphiquement par la direction plus ou moins ascendante
du plateau, traduisant une pression intraventriculaire
accentuée, ou à peu près maintenue.

Comment pouvons-nous interpréter les ondulations que
nous trouvons sur la ligne du plateau ?

A l'examen de nos tracés, nous remarquons d'abord,
après la courbe d'ascension présphygmique, l'existence
fréquente d'une dépression. C'est l'encoche semi-lunaire,
dont le début OS (correspondant au point b) est, nous
l'avons vu, déterminé par l'ouverture des valvules sigmoïdes.

L'encoche est constituée par une ligne descendante,
puis par une ligne ascendante nouvelle. Cette réascension est remarquablement nette sur les tracés de pression
intraventriculaire de CHAUVEAU et MAREY. Elle l'est aussi
sur une série de nos cardiogrammes (fig. 12 et 14).

Après cette réascension, la ligne s'abaisse de nouveau
et souvent une deuxième, puis une troisième ondulation
se produisent, plus ou moins semblables à la première,
situées sur un plan supérieur ou inférieur. L'ensemble du

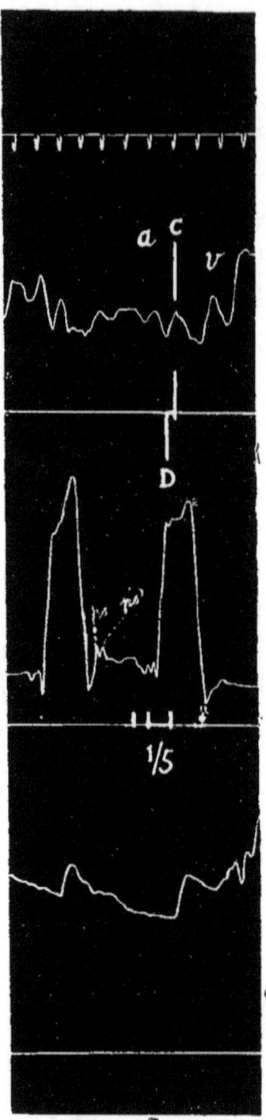

Fig. 17.

Plateau ascendant, la première encoche ou enco-
che semi-lunaire est peu
marquée.

plateau systolique constitue parfois ainsi un mouvement à trois
temps.

A la vitesse d'un centimètre
par seconde, le plateau d'un cardiogramme normal apparaît sous
deux types fondamentaux :

1° Une courbe ascendante, à
direction généralement oblique,
coupée par une ou deux ondulations et séparée au sommet *b* par
une encoche semi-lunaire plus ou
moins marquée (fig. 17 et fig. 20).

2° La ligne d'ascension présphygmique a atteint d'emblée le
point culminant de la période
systolique; la ligne de pression
s'abaisse ensuite, soit par une
succession d'une ou deux dépressions, tel l'exemple (fig. 19), soit
par une dépression brusque, plus
ou moins profonde, dont le fond
constitue l'encoche semi-lunaire,
suivie d'une ou deux réascensions
parfois plus ou moins marquées
(fig. 18).

A la vitesse de 5 centimètres
par seconde, le plateau est constitué, dans le premier type, par une
ligne ascendante oblique, marquée
d'une ou deux ondulations, dans

le second type, par une descente, assez régulièrement ondulée, parfois avec une portion brusque partant du point *b*. Dans ce cas, l'encoche semi-lunaire est très marquée (fig. 18).

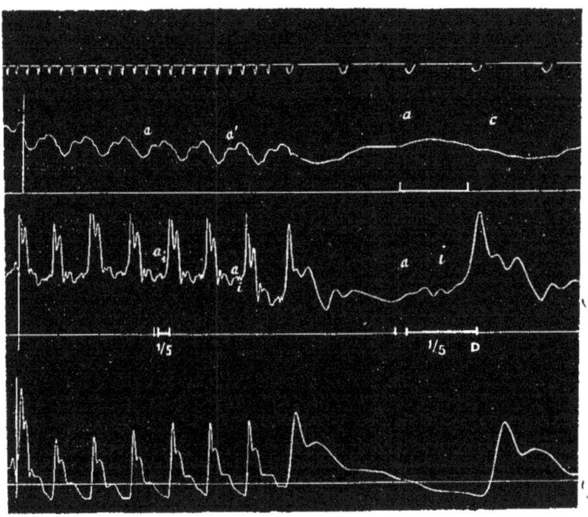

Fig. 18.

Plateau descendant par une succession de deux dépressions très marquées dans la partie prise en vitesse.

Quoi qu'il en soit, il résulte de toutes nos observations que le plateau systolique, soit ascendant, soit descendant ou horizontal, présente toujours une ou plusieurs ondulations.

D'après les principes de la cardiographie, une descente de courbe est synonyme d'une diminution de pression : Survenant pendant la phase d'expression, cet abaissement de tension peut être dû ou à une défaillance musculaire, ou à l'ouverture d'une valvule, permettant au sang de s'échapper. Ces deux causes seules peuvent être invoquées pour expliquer les dépressions du plateau systolique.

Nous avons vu que cette phase traduit et la contraction persistante du muscle mural, et la contraction des fibres spirales. Le début b de cette période marque l'ouverture des valvules sigmoïdes; la courbe s'abaisse brusquement, formant la ligne descendante de l'encoche semi-lunaire. La ligne d'ascension nouvelle qui suit le fond de l'encoche indique que l'action des fibres spirales continue et maintient, augmente même, la pression intraventriculaire, malgré l'écoulement de l'ondée sanguine dans le système artériel.

Ce deuxième segment du plateau systolique ne tarde pas à être interrompu par une seconde dépression, identique à la précédente. Celle-ci pourrait être attribuée à l'ouverture des sigmoïdes pulmonaires, non synchrone de celle des valvules aortiques, en raison du retard général du ventricule droit sur le gauche.

Enfin, sur certains tracés (fig. 19), il nous est possible d'observer une troisième dépression. Pour l'interpréter, nous ne pouvons invoquer une cause valvulaire; toutes les sigmoïdes sont ouvertes. Il nous faut donc songer à une défaillance musculaire. Celle-ci pourrait s'expliquer par une décontraction successive du muscle mural. Nous avons vu que les portions droite et gauche du faisceau de His se divisent en branches courtes, destinées aux muscles papillaires et en branches longues, descendant directement à la pointe pour remonter ensuite à la base des ventricules. C'est au cours de ce dernier trajet de la pointe vers la base qu'elles se distribuent au muscle

mural et aux fibres spirales. La région de la pointe reçoit
donc les premières ramifications secondaires. Elle entrera
en contraction aussitôt après les muscles papillaires. Il
s'ensuit que la diastole débutera dans la région apexienne
avant la région basilaire. Ce serait ce relâchement des
fibres de la pointe que traduirait la troisième dépression.

La ligne légèrement ascendante,
continuant cette dernière dépression,
marquerait la fin de l'action des
fibres spirales. A partir du point e,
tous les muscles du myocarde sont
en diastole. La contraction du muscle mural cesse, la phase active des
fibres spirales est terminée et la ligne
du plateau devient brusquement descendante.

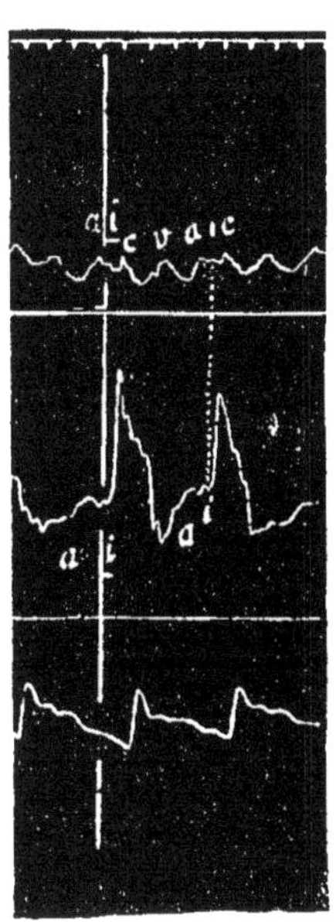

Fig. 19.

Le plateau descendant ré-
sente trois dépressions
très nettes.

Ces ondulations du plateau ne sont
pas toujours aussi nombreuses; en
tous cas, sur nos tracés, nous ne les
avons jamais trouvées supérieures au
nombre de trois. Très souvent, par
contre, nous en avons trouvé deux.

Dans ces cas, un rapprochement
singulier nous a frappé, l'accident l
de la phase présphygmique était ordinairement très marqué. Nous avons
vu, en étudiant la ligne D, que l'accentuation de l'accident l traduit non
seulement l'asynchronisme des systoles ventriculaires,
mais aussi l'ouverture des valvules aortiques. Tout se
passe comme si le plateau débutait en l. Le sommet b

de la ligne de mise en tension indique l'ouverture des sigmoïdes pulmonaires et la courbe descendante suivante, la diminution de pression concomitante à ce dernier phénomène. Quant à la seconde dépression, elle serait due au relâchement musculaire de la pointe (fig. 13 et fig. 14).

Ceci n'implique pas que, lorsque nous avons un plateau à deux dépressions, l'ouverture des valvules aortiques se fasse fatalement en l. Non, nous trouvons souvent un plateau à deux ondulations, sans exagération de l'accident l. Dans ces cas, l'ouverture des sigmoïdes aortiques se fait en b, celle des pulmonaires est indiquée par la deuxième dépression; seule la décontraction apexienne ne s'inscrit pas. Ce sont des cardiogrammes en général, où l'asynchronisme léger de toutes les cavités cardiaques n'est pas visible (fig. 20).

Ce n'est que l'étude comparée de la ligne D et du pla-

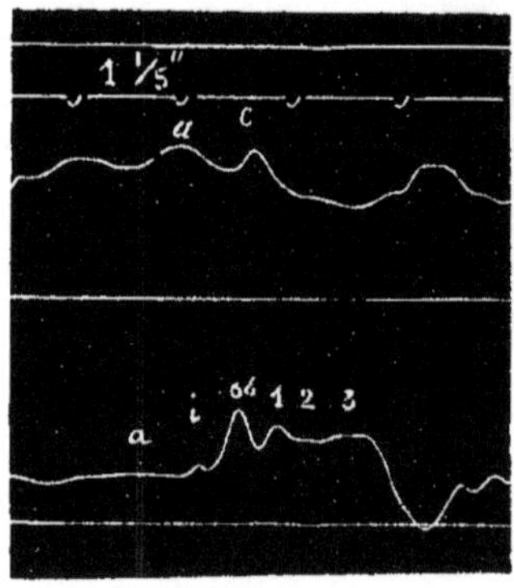

Fig. 20.

Plateau à deux dépressions sans accentuation de l'accident l qui ne s'inscrit même pas. L'asynchronisme, en général, ne s'inscrit pas.

teau systolique qui pourra nous fixer sur le moment d'ouverture et des sigmoïdes aortiques et des sigmoïdes pulmonaires.

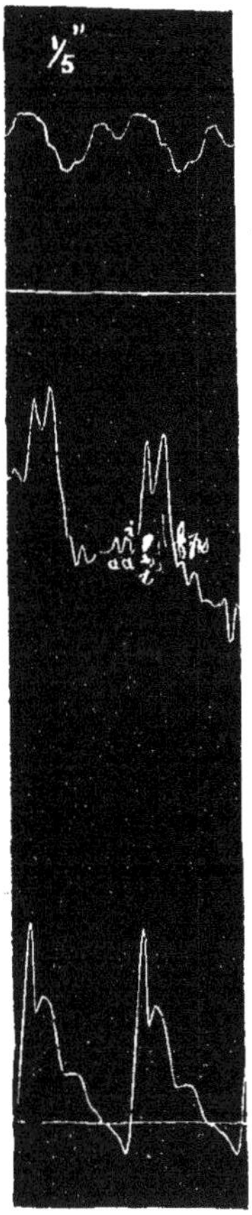

Parfois enfin, nous avons trouvé des plateaux systoliques à une seule dépression toujours très marquée. Si l'ouverture des valvules aortiques ne se fait pas en *l*, mais bien en *b*, il y a tout lieu d'admettre que les deux phénomènes artériels se suivent de très près. La dépression, due au second, ajoute sa ligne de descente à celle du premier, formant ainsi une encoche plus profonde. Dans ces cas, l'entrée en diastole de la pointe ne s'inscrit pas. Elle pourrait se traduire par une légère dépression de la ligne ascendante, constituant l'autre côté de l'encoche précitée.

Le tracé ci-dessous nous fournit un exemple de plateau à encoche unique et profonde (fig. 21).

En résumé, la ligne du plateau systolique traduit *l'enchevêtrement de la contraction persistante du muscle mural et de l'intervention active des fibres spirales, d'une part; et, d'autre part, les causes dépressibles dues à l'ouverture des sigmoïdes aortiques et pulmonaires, et du relâchement musculaire de la pointe, dont la succession détermine les ondulations observées sur cette ligne.*

Fig. 21.

Plateau systolique à encoche unique et profonde.

Actuellement, tous les physiologistes admettent l'existence du plateau systolique. Elle fut cependant niée par Krehl et Frey, ces auteurs ayant toujours obtenu chez le chien, au moyen d'un tonomètre spécial, une secousse musculaire simple. Ils attribuent la forme du plateau à un défaut d'expérimentation.

Hürthle, Frédéricq, Comtejean estiment, par contre, que la forme des tracés de Frey dépendait d'un vice de construction de l'appareil employé.

Comtejean clot toute discussion en montrant que le tracé hématographique présente un plateau ondulé.

De même Bayliss et Starling, par un procédé photographique spécial des variations de pression intracardiaque, obtiennent des tracés identiques à ceux de Chauveau et Marey.

Quant à l'interprétation des ondulations du plateau, elle a donné lieu à de nombreuses discussions.

D'après Chauveau et Marey elles seraient dues à des ondes nées au sein du liquide sanguin, au niveau de l'orifice aortique ou pulmonaire, au moment où s'ouvrent les valvules; elles se propageraient ensuite de l'artère vers le ventricule.

Frédéricq observa régulièrement chez le chien un plateau à trois ondulations. Il y trouve la preuve que la contraction des muscles ventriculaires est assimilable, non à une secousse musculaire simple, mais à un court tétanos résultant de la fusion incomplète de trois secousses primaires.

Roy et Adami admettent que les diverses catégories de fibres musculaires ne se contractent pas en même temps;

ils expliquent de cette façon les ondulations du plateau systolique de la courbe de pression intracardiaque.

D'Espine attribue les ondulations du plateau aux efforts successifs de la contraction ventriculaire.

Actuellement, il nous est impossible d'admettre l'interprétation de Chauveau et Marey, car les expériences de laboratoire ont montré que le cœur battant à vide présente cependant un plateau ondulé. De même l'excitation d'un fragment isolé du myocarde présente encore les grands traits du cardiogramme.

Comme l'a montré Léon Frédéricq, la contraction ventriculaire se rapproche étonnamment de la contraction tétanique. Mais il paraît exister une opposition absolue entre la nature des contractions tétaniques et la propriété fondamentale d'inexcitabilité périodique du muscle cardiaque, et aussi dissemblance entre l'aspect des inscriptions électrographiques.

Par contre, l'aspect du plateau systolique se rapproche assez nettement, d'après Henri Frédéricq, de celui de la contraction musculaire, par intoxication vératrinique. Il est possible que ce soit un caractère spécial de la contraction du muscle mural.

Mais cet aspect global est modifié par les accidents du plateau, que nous attribuons à l'intervention des fibres spirales. Henri Frédéricq les donne en propre à la contraction de la fibre cardiaque.

Pour nous, le plateau systolique ne serait donc pas, comme l'ont dit Roy, Adami, d'Espine, l'expression d'une secousse simple non simultanée des différentes parties du myocarde. Il représente l'état de contraction persistante du muscle mural, modifié par l'action intercurrente de la

contraction des fibres spirales. La *contraction persistante
du muscle mural constitue la charpente du plateau, celle
des fibres spirales donne les accidents de ce plateau, eux-
mêmes dus à la réaction de ces deux facteurs, luttant
contre les causes de dépression telles que l'ouverture successive des valvules sigmoïdes et l'entrée en diastole de la
région apexienne.*

B) PHASE DIASTOLIQUE

a) *Phase de décontraction ventriculaire.*

La première phase de la diastole correspond sur nos
tracés à la ligne de descente verticale faisant suite au
plateau. Son début est indiqué par la lettre *e* et sa terminaison par *g* de Chauveau. Elle constitue la ligne *E*
de Mackenzie; nous lui garderons ces dénominations dans
notre exposé.

Suivant que le plateau offre une direction généralement
ascendante, descendante ou horizontale, le point *e* se
trouve plus haut, plus bas ou au même niveau que le
sommet *b* de la ligne présphygmique. Sur certains de
nos tracés, *e* est souvent situé beaucoup plus bas que *b*
(fig. 21).

La descente de la ligne *E* est généralement très brusque,
se rapprochant souvent de la verticale, moins cependant
que la montée plus brutale de la ligne *D* présphygmique
Sa limite inférieure représente le point situé le plus bas
de tout le cardiogramme. Si, d'après la méthode de Chau-

veau, on fait passer la ligne des abscisses par le pied de la courbe d'ascension D, on voit que ce point g s'inscrit en négatif.

A l'examen attentif de nos tracés, on constate que E ne forme pas une ligne simple; à son tiers inférieur, ou

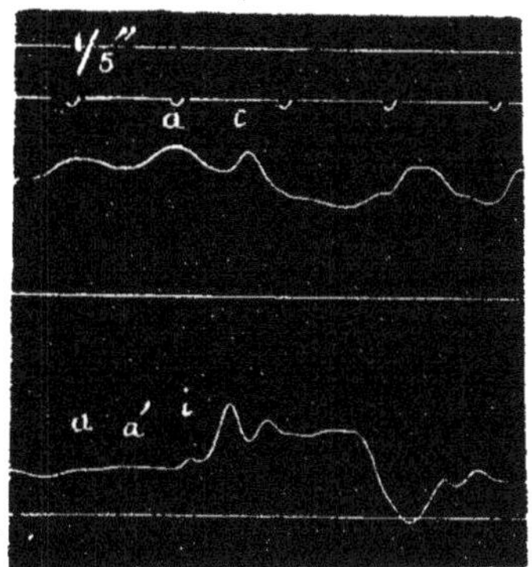

Fig. 21.

Le point supérieur de la ligne de descente est sur un plan inférieur au sommet de la ligne présphygmique. Son point inférieur s'inscrit sous la ligne des abscisses.

vers sa moitié, on note une encoche f. Comme l'accident l de la ligne D, f est très net sur certains cardiogrammes; il est à peine visible ou manque sur d'autres. Homologue à l, f ne change pas la direction générale de la courbe descendante, il la coupe en deux segments, dont l'inférieur est légèrement déplacé vers la droite du tracé. Parfois, étant peu net, il se contente de donner une double ondulation à la ligne E (fig. 21). En général, nous avons constaté que le segment inférieur offre une direction moins verticale (fig. 22).

Graphiquement, comment interpréter ces phénomènes?

Une ligne de descente brusque, telle que *E*, traduit forcément une diminution soudaine de la pression intraventriculaire. Autrement dit, cette direction de la courbe est synonyme de relâchement musculaire.

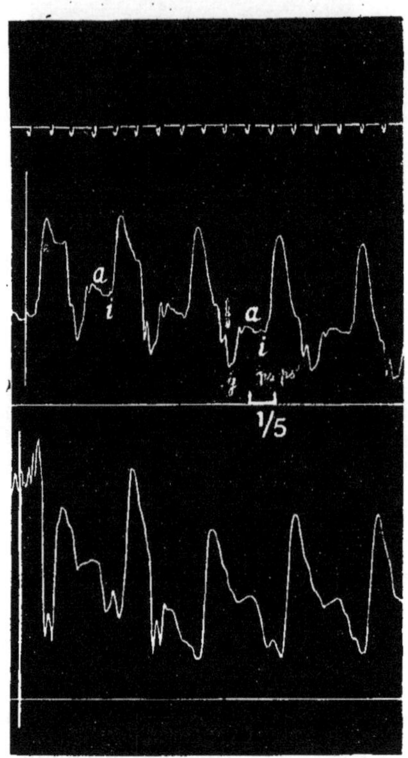

Fig. 22.

f est très accentué, formant un véritable ressaut
(ouverture des sigmoïdes pulmonaires).

Ces données sont confirmées par les phénomènes physiologiques intraventriculaires. L'orifice artériel a été franchi par l'ondée sanguine, exprimée jusqu'au bout par les agents du travail systolique, la contraction persistante du muscle mural et l'activité des fibres spirales. Ces agents disparaissant brusquement, la pression intraventriculaire tombe; à ce moment, la tension artérielle a atteint son maximum. Les valvules aortiques, préalablement soumises à une force, qui s'exerçait de dedans en dehors, vont subir une action inverse. Basculant autour de leur point d'attache, elles se déplaceront de dehors en dedans pour se fermer. La colonne sanguine, subissant elle aussi la même force, va refluer en arrière, se heurtant alors contre porte close. Ce choc d'une mase liquide contre une soupape fermée se transmet sous forme d'ondes successives progressivement décroissantes à tout l'arbre artériel. Ce phénomène ondulatoire s'inscrit, nous le savons, au sphygmogramme, sous forme d'une petite ondulation, constituant l'onde dicrote, perceptible au pouls dans certains cas pathologiques. Elle est synchrone, ou à peu près, de la fermeture des sigmoïdes; l'intervalle qui les sépare est égal au temps nécessité par l'onde dicrote, pour être transmise de la naissance de l'aorte au point considéré. Ce retard, d'après GLEY, est très faible (10/100″ pour la carotide et 17/100″ pour la radiale). En pratique, la fermeture des sigmoïdes sera légèrement antérieure au pied de l'onde dicrote. Sur nos tracés, ce point vient tomber à la fin du plateau systolique, en *e*.

Sur le phlébogramme, *c* correspondra à un point de la ligne ascendante qui suit la dépression *y*, donc entre *c* et *v*. En tous cas, le sommet de l'onde *v* est nettement postérieur au sommet de la ligne *E*. Nous pouvons vérifier ces faits sur la figure 23.

Parfois la ligne ascendante de l'onde *v* du phlébogramme présente une ou deux ondulations secondaires, dont la première correspond nettement au point *e* du cardiogramme et au pied de l'onde dicrote du sphymogramme. C'est donc au point *e* du tracé de la pointe, dûment repéré au phlébogramme et au sphygmogramme, que nous placerons la fermeture des valvules sigmoïdes aortiques.

Il y aurait lieu d'attribuer cet accident à la répercussion jugulaire de la fermeture des sigmoïdes.

Théoriquement d'ailleurs, la solution s'impose. La ligne uniformément descendante *E* marque bien une diminution brusque de pression ou une décontraction musculaire rapide. La hauteur du plateau par rapport au pied de la ligne présphygmique indique graphiquement la valeur de la pression nécessaire pour ouvrir et maintenir ouvertes les valvules sigmoïdes. A partir du point *e*, la ligne horizontale du plateau devient perpendiculaire, la pression diminue rapidement et les fibres musculaires se relâchent. Le ventricule étant ainsi en période de décontraction, si les sigmoïdes restaient ouvertes, le sang refluerait forcément dans sa cavité, formant une veine fluide rétrograde. Il se produirait une insuffisance aortique physiologique empêchant dorénavant la fermeture des valvules artérielles. La pression intraventriculaire, au lieu de diminuer, augmenterait, ce qui est contraire à nos données graphiques.

Il faut, pour que la pression intraventriculaire s'abaisse, que le ventricule se relâche à vide ; il faut que les valvules soient fermées. C'est donc au sommet *e* de la ligne de descente que doit se produire ce phénomène.

Maintenant que nous avons fixé le sommet de la courbe *E*, cherchons à en déterminer le point inférieur *g*.

Graphiquement, *g* s'inscrit au-dessous de la ligne des abscisses. Il traduit, par conséquent, le minimum de pression intraventriculaire, ou le maximum de relâchement musculaire.

Physiologiquement, que nous indique-t-il?

Les ventricules sont vides, les valvules, fermées. La décontraction du myocarde va augmenter le volume de ces espaces clos; il se produira un vide relatif, constituant le vide post-systolique de Marey. Autrement dit, il y aura appel de sang vers les cavités ventriculaires. Or, le sang ne peut affluer que par deux systèmes valvulaires : les sigmoïdes sont soumises, d'une part, à la pression artérielle qui s'exerce sur leur face externe; d'autre part, au vide post-systolique, agissant sur leur face interne. Ces deux forces, dirigées dans un même sens (de dehors en dedans), inverse du déplacement valvulaire possible, vont contribuer à les clore hermétiquement.

Quant aux valvules auriculo-ventriculaires, elles subissent, sur leur face externe, la pression auriculaire, et, sur leur face interne, l'influence du vide post-systolique. Ces deux forces, dirigées dans le même sens, parallèle à celui du déplacement possible des valvules, vont contribuer à les ouvrir. Ce phénomène se produira au moment où elles auront leur maximum d'activité, c'est-à-dire au point le plus bas de la ligne de descente.

Nous pouvons donc conclure que le point *g* correspond à l'ouverture des valvules auriculo-ventriculaires.

Pour vérifier ces données, il nous suffit de repérer g à la jugulaire.

Sur le phlébogramme, nous voyons que le point g correspond au sommet de l'onde v (fig. 23).

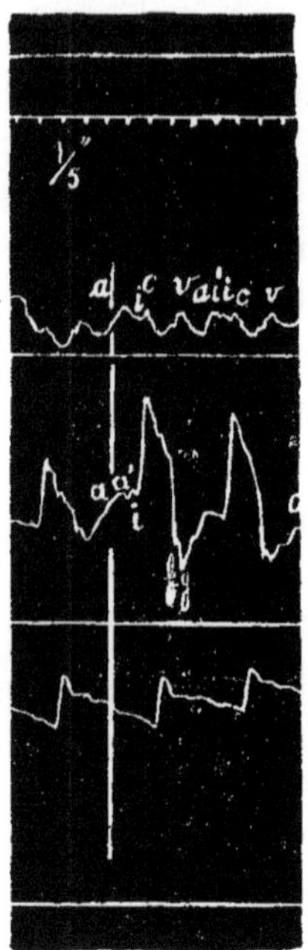

Fig. 23.

Le point le plus bas de la ligne de descente ou point g correspond au sommet de v jugulaire.

La ligne progressivement ascendante de v traduit une augmentation continue de pression, à l'intérieur des oreillettes. La courbe de descente, au contraire, marque une diminution de cette tension. Celle-ci ne peut se produire que par l'ouverture de l'orifice auriculo-ventriculaire, laissant s'échapper le sang vers le ventricule. C'est donc au sommet de v que doit se produire ce phénomène. Sur tous nos tracés, ce sommet correspond ou est immédiatement postérieur au point g du cardiogramme.

Il nous reste maintenant *à interpréter l'accident f* observé sur la ligne de descente E.

Nous l'avons vu, graphiquement par sa forme et par sa place, f se rapproche beaucoup de l de la phase de mise en tension. Aussi pourrions-nous attribuer ce phénomène analogue à l'intervention du deuxième ventricule, nous voulons dire du droit, dont l'action se grifferait sur celle du gauche, surajoutant sa courbe de descente à celle de ce dernier.

Les systoles ventriculaires n'étant pas absolument synchrones, les phases de détente ne le seraient pas non plus. Le ventricule droit entrerait donc en diastole après le gauche; ce retard serait dû non seulement à l'asynchronisme des systoles ventriculaires, mais aussi à la durée plus longue de la contraction ventriculaire droite. En outre, sa décontraction serait moins brusque, comme l'indique la courbe plus accentuée du segment inférieur à *f*.

Ce phénomène est absolument physiologique; nous l'avons trouvé sur plusieurs cardiogrammes d'individus normaux (fig. 22 et fig. 23); mais, de même que son congénère *l*, il n'est pas toujours inscriptible (fig. 21). Parfois, cependant, il forme un véritable ressaut (fig. 22).

Dans ce cas, la ligne d'ascension du ressaut *f* pourrait être expliquée par le fait que le ventricule gauche, ayant opéré une décontraction plus rapide, serait en état de relâchement très avancé, alors que son congénère droit serait encore en phase d'expulsion. Par suite de cette différence de pression entre les deux cavités, la paroi interventriculaire serait légèrement refoulée vers le ventricule gauche, y provoquant ainsi une légère augmentation de pression (ligne ascendante du ressaut). Ce n'est là qu'un phénomène éphémère, la fermeture des sigmoïdes pulmonaires, marquant l'entrée en diastole du ventricule droit, va ramener l'équilibre entre ces deux cavités. Il y aurait lieu de placer cet accident au sommet du ressaut *f*. A partir de ce point, les deux ventricules continuent uniformément leur phase de relâchement complet.

Telle est l'interprétation, fournie par nos tracés, des phénomènes constituant la première phase diastolique. Ceux-ci ont prêté lieu à de nombreuses controverses.

Pour CHAUVEAU et MAREY, la fermeture des sigmoïdes

se ferait au tiers inférieur de la ligne *E*, correspondant à notre ressaut *f*. Ce phénomène produirait une petite ondulation *i*, considérée comme telle par d'autres physiologistes, comme Frédéricq, Gley, etc.

Pour Mackenzie, Rolleston, Magini, Townsend, Franck, de Meyer, la fermeture des sigmoïdes correspondrait au sommet de la ligne de descente avec notre point *e*.

Personnellement, il nous semble difficile de placer le phénomène valvulaire aortique au tiers inférieur de la ligne *E*; nous avons vu que, s'il en était ainsi, le sang refluerait de l'aorte vers le ventricule, pendant une durée de temps égale à l'intervalle séparant le sommet *e* de l'ondulation *i* signalée par Marey. Il se produirait, pendant ce temps, une insuffisance aortique physiologique, laquelle se prolongerait jusqu'au point *g*, les valvules restant maintenues contres les parois artérielles par le passage du courant rétrograde. Ceci est contraire à nos observations cliniques. D'accord avec les seconds auteurs, nous plaçons un phénomène de fermeture valvulaire au sommet *e* de la ligne de descente. Notre interprétation différera cependant de leur conclusion, en ce que nous placerons en *e* non pas la fermeture simultanée des sigmoïdes aortiques et pulmonaires, mais celle des sigmoïdes aortiques seules.

De même, d'accord avec les données de Chauveau et Marey, nous placerons en leur point *i*, notre point *f*, un phénomène valvulaire, avec cette restriction que nous considérons le ressaut *f* comme la répercussion graphique de la fermeture des sigmoïdes pulmonaires seules.

Ce serait donc cet asynchronisme de fermeture valvulaire qui aurait prêté à confusion entre les points *e* et *f*.

Quant au point *g*, tous les physiologistes sont d'accord pour admettre qu'il traduit l'ouverture des valvules auriculo-ventriculaires. Pour MACKENZIE, PACHON, VAQUEZ, PEZZI et LAUBRY, ce point correspond au sommet de l'onde jugulaire *v*.

Pour LIAN, il n'en serait pas ainsi; *v* serait télésystolique, protodiastolique, ou même mésodiastolique, et son sommet ne répondrait pas à l'ouverture des orifices auriculo-ventriculaires.

Nous avons vu que nos observations concordaient avec celles des auteurs précédents.

En résumé, d'après nos études cardiographiques, *le sommet de la ligne de descente marque la fermeture des sigmoïdes aortiques et son pied, l'ouverture des valvules auriculo-ventriculaires.*

La phase de décontraction est comprise entre ces deux phénomènes, indiquant un *relâchement successif des deux ventricules, accompagné souvent d'un asynchronisme valvulaire inscriptible.*

b) *Phase de remplissage brusque.*

Nos tracés indiquent qu'à partir du point *g* la ligne du cardiogramme s'élève d'abord assez brusquement, pour s'abaisser ensuite, tendant à devenir horizontale.

Il se forme ainsi une ondulation *ps* à sommet arrondi, constituant, à elle seule, la deuxième phase diastolique (fig. 24).

Graphiquement, *ps* peut être très aigu, formé par une ligne brusquement ascendante et descendante (fig. 22).

D'autres fois, *ps* se réduit à une ondulation faible, à plateau arrondi, en forme de dôme. Souvent ce plateau *ps* présente en son milieu une dépression qui le partage en deux ondulations primaires *ps—ps'*.

Tantôt cette bifidité est à peine prononcée, *ps—ps'* formant une ligne légèrement ondulée.

Tantôt elle est très accusée. Les sommets *ps* et *ps'* se trouvent ordinairement au même niveau, ou bien *ps'* est plus élevé que *ps* (fig. 25 et 26).

Quelle interprétation pouvons-nous donner à cet accident du cardiogramme ?

Toujours d'après les principes de la cardiographie, la ligne ascendante de *ps* nous indique une augmentation brusque de la pression intracardiaque; la ligne de descente traduit la diminution assez lente de cette pression.

Physiologiquement, nous savons que le point *g* correspond au maximum de décontraction musculaire et à l'ouverture des valvules auriculo-ventriculaires. Aussitôt ce phénomène accompli, le sang va s'écouler, chassé par la pression

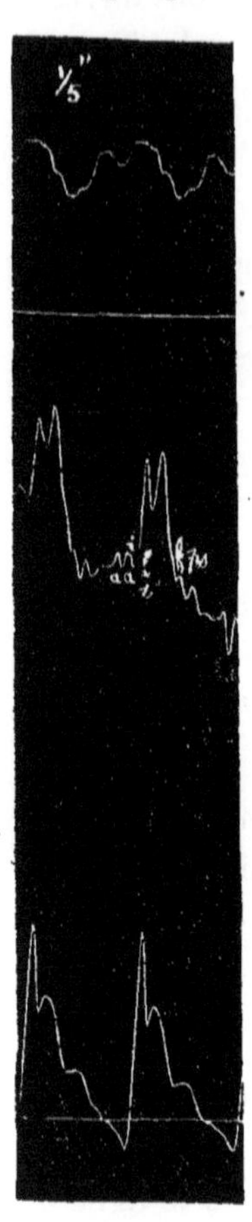

Fig. 24.

Onde *ps* unique à sommet arrondi constituant la phase de remplissage brusque.

auriculaire et aspiré par le vide post-systolique. D'après le principe des vases communicants, l'équilibre de tension tend à s'établir entre ces deux cavités. La ligne

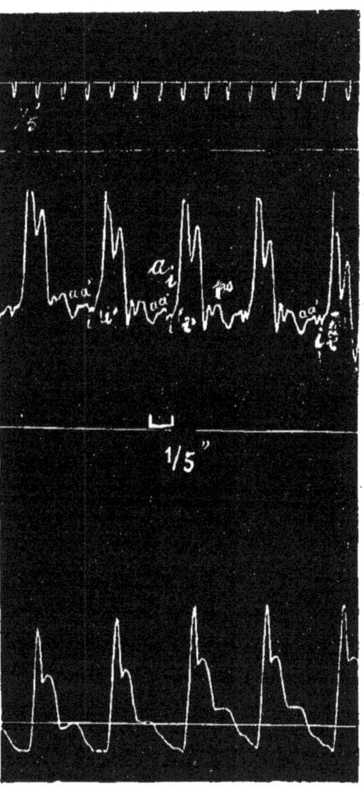

Fig. 25.

L'onde *ps* est bifide, formant *ps—ps′*. Celles-ci sont très accusées, *ps* se trouve au même niveau que *ps′* (2ᵉ et 3ᵉ révolution cardiaque); ou bien *ps* est sur un plan inférieur par rapport à *ps′* (1ʳᵉ révolution); ou bien on observe l'inverse (4ᵉ révolution).

ascendante de *ps* traduit donc l'arrivée du flot post-systolique. Il nous semble difficile de considérer cette courbe comme un phénomène actif, mais bien plutôt comme une réaction passive du ventricule devant son envahissement par le sang auriculaire. D'ailleurs *ps* ne présente nullement, comme l'intersystole *i*, la forme d'une secousse musculaire simple.

Tout au plus, pourrions-nous invoquer la raison suivante : au point *g*, la décontraction des fibres ventriculaires a atteint son maximum. A partir de ce moment, grâce au pouvoir de tonicité du myocarde, les muscles relâchés se contracteraient légèrement, afin de recouvrer un certain tonus. Ce phénomène pourrait s'ajouter au précédent, tous deux contribuant à élever la pression intraventriculaire et ainsi à expliquer la ligne d'ascension *ps*.

A partir du sommet *ps*, la courbe devient descendante; elle nous indique une nouvelle cause de dépression.

Celle-ci ne peut être due qu'à l'arrêt brusque du flot sanguin.

L'oreillette continuant à se remplir, le sang devrait s'écouler continuellement vers le ventricule, tendant toujours à établir l'équilibre de pression entre les deux cavités. Du moment qu'il y a arrêt dans l'écoulement, il faut qu'il y ait un obstacle, il faut que les valvules auriculo-ventriculaires se ferment. C'est donc au sommet *ps* que nous placerons ce phénomène. Nous comprenons facilement que, s'il n'en était pas ainsi, le sang auriculaire continuerait à passer dans le ventricule et la ligne *ps* s'élèverait progressivement.

Théoriquement, il nous est possible d'expliquer cette action valvulaire. Au moment où s'ouvrent les valvules auriculo-ventriculaires, au point *g*, le sang de l'oreillette est appelé vers le ventricule par le vide post-systolique. Si ces deux cavités se trouvaient à un même niveau, il s'écoulerait, du premier réservoir vers le second, exactement la quantité de liquide nécessaire pour établir l'équilibre de pression. Mais, le ventricule est sur un plan inférieur par rapport à l'oreillette. Le sang, non seulement par suite du vide post-systolique, mais encore par l'effet du poids de sa masse, va tomber, pour ainsi dire, complètement dans la cavité ventriculaire.

Donc, la quantité de liquide, correspondant à l'onde post-systolique, sera supérieure à celle qu'exigerait la différence des pressions. La tension du ventricule sera supérieure à celle de l'oreillette et les valvules auriculo-ventriculaires se fermeront. Toutefois, cette occlusion passive ne sera pas hermétique. Pour peu que la pression auriculaire s'élève, le sang s'écoulera encore dans le ventricule.

Comment nous faut-il maintenant interpréter le dédoublement *ps—ps'* observé si fréquemment dans nos tracés? N'y aurait-il pas lieu de le rattacher à un certain asynchronisme dans l'ouverture des valvules auriculo-ventriculaires, la première ondulation marquant le flot post-systolique gauche, la deuxième, la superposition du flot droit?

En règle générale, l'ouverture de la tricuspide ne s'inscrit pas au cardiogramme. Seulement, dans certains cas où la bifidité *ps—ps'* est très accusée, l'on peut placer ce phénomène au pied de la ligne d'ascension *ps'*. Ces cas, en général, correspondent à ceux dans lesquels nous avons trouvé *f* très marqué. Nous savons que, dans ces graphiques, *f* indique la fermeture des sigmoïdes pulmonaires. Sur ces cardiogrammes, la phase d'expression du ventricule droit s'inscrit de *f* au pied de *ps'*.

Ce n'est que l'étude comparée de la ligne de descente et du flot post-systolique qui pourra nous renseigner de façon précise.

Pour vérifier ces données fournies par le tracé de la pointe, il nous faut les étudier sur le phlébogramme et le sphygmogramme.

Le flot post-systolique se repère facilement sur le tracé jugulaire. Le sommet de l'onde *v* correspond au point *g* du cardiogramme. Donc la ligne descendante partant du sommet *v* correspondra à *ps*; le sommet même de *ps* s'inscrit au fond de la dépression séparant *v* de *a* du phlébogramme. A partir de ce point du tracé jugulaire, la courbe remonte progressivement jusqu'à la naissance de l'onde *a*, traduisant la tension croissante de la cavité auriculaire. Si le ventricule et l'oreillette communiquaient librement, l'augmentation de pression dans l'une de ces cavités correspondrait à une même augmentation de l'autre. Nous voyons qu'il n'en est pas ainsi; la prise simultanée des tracés de la pointe et de la jugulaire nous montre que la tension augmente dans l'oreillette (ligne ascendante partant du fond de l'encoche *a—v* et remontant à la naissance de *a*) et diminue dans le ventricule (ligne descendante de *ps*). Pour que ce phénomène se produise, il faut un obstacle dans l'écoulement du sang. Les valvules auriculo-ventriculaires doivent s'accoler plus ou moins.

Ces données fournies par le tracé jugulaire sont absolument conformes à nos déductions cardiographiques. Celles-ci sont, en général, en concordance avec les expériences de laboratoire.

D'après Chauveau et Marey, *ps* correspond au flot postsystolique. Gley et la majorité des physiologistes admettent cette interprétation. Ce flot serait la conséquence directe du vide post-systolique.

Nous avons vu que nos tracés prêtent à une même interprétation.

Pour M. Pezzi, la ligne descendante de *v* jugulaire correspond bien à l'ondulation protodiastolique; son point inférieur se repère au sommet de *ps*.

Frédéricq a trouvé chez le chien une ondulation supplémentaire entre *v* et *a* du phlébogramme, correspondant à l'onde post-systolique.

Hirschfelder et A.-G. Gibson ont démontré l'existence d'une ondulation analogue chez l'homme, placée entre *v* et *a*, et désignée par *h*. Ces auteurs expliquent l'apparition de ce soulèvement par la fermeture des valvules auriculo-ventriculaires, qui s'accolent par leurs bords libres, aussitôt après le flot protodiastolique. Ce fait concorde également avec la théorie de Henderson, qui distingue dans la diastole une phase initiale brusque de remplissage et une deuxième, où le sang ne pénètre plus dans le ventricule. La première se termine par la clôture de l'orifice auriculo-ventriculaire, grâce à la réaction élastique des parois ventriculaires, auparavant distendues.

Pour MM. Sabri et Pezzi, la fermeture de ces valvules produit une augmentation de pression dans l'oreillette, qui s'inscrit par l'encoche *h* et correspond au sommet *ps*.

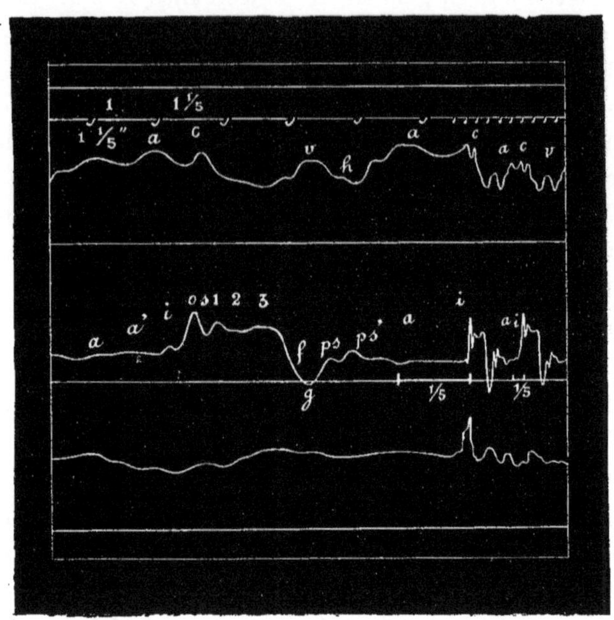

Fig. 26.

La bifidité *ps—ps'* est très accusée et *ps'* s'inscrit à la jugulaire
par l'onde *h*.

Nous voyons que les données fournies par nos cardiogrammes correspondent à celles de ces divers auteurs; *ps* traduit bien l'onde post-systolique, due à l'arrivée brusque du sang dans le ventricule, et le sommet de l'onde *ps* indique la fermeture des valvules auriculo-ventriculaires.

Pour nous, ce point correspond au fond de la dépression *v—a* jugulaire. Dans le cas de *ps* simple, nous n'avons jamais trouvé l'équivalence de l'ondulation *h*, signalée par HIRSCHFELDER, FRÉDÉRICQ, PEZZI et SABRI. Quand *ps* est bifide, nous avons parfois observé un léger ressaut de la ligne d'ascension, précédant *a* du phlébogramme, et nous nous demandons s'il n'y aurait pas lieu d'interpréter ce phénomène, comme nous l'avons fait pour *ps—ps'* du cardiogramme, par une asynchronisme dans la fermeture des valvules auriculo-ventriculaires. Le sommet de *ps*, correspondant au fond de la dépression jugulaire *v—a*, marquerait la fermeture de la mitrale, et l'encoche *h* de PEZZI, légèrement postérieure au sommet *ps*, la fermeture de la tricuspide (fig. 26).

Nous pouvons donc conclure, avec HENDERSON, que la *deuxième phase de remplissage diastolique brusque est comprise entre l'ouverture et la fermeture des orifices auriculo-ventriculaires, et correspond à l'arrivée du flot post-systolique dans le ventricule gauche et ensuite dans le ventricule droit.*

c) *Période de remplissage lent.*

La dernière phase de la diastole, ou période de remplissage lent, passif, s'étend depuis la fin de l'onde post-systolique *ps* jusqu'au début de la systole auriculaire *a*.

Sur nos tracés, cette phase se traduit par une ligne à direction généralement horizontale, parfois légèrement ascendante. Cette ligne, sur certains cardiogrammes, est

absolument simple, sans aucune dépression notable
(fig. 26 et fig. 27).

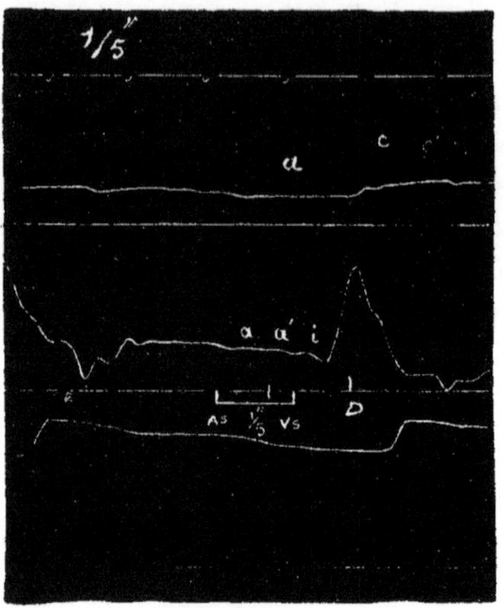

Fig. 27.

La phase de remplissage lent faisant suite à *ps* s'inscrit par une ligne
horizontale et se termine au pied de *a*.

D'autres fois, elle présente de légères ondulations assez
marquées (fig. 28).

Graphiquement, cette ligne traduit une pression intraventriculaire constante, parfois légèrement et uniformément croissante. *Physiologiquement*, les valvules auriculo-ventriculaires sont fermées sans être hermétiquement
closes, comme nous l'avons vu précédemment. Le vide
post-systolique est comblé; le muscle cardiaque est au

repos. La pression intraventriculaire ne varie pas, comme l'indique la ligne horizontale du cardiogramme. Il ne passe pas de sang de l'oreillette dans le ventricule (fig. 27).

D'autres fois, le repos n'est pas absolu, comme le traduit la direction parfois légèrement ascendante de la ligne que nous étudions. Ceci est facilement compréhensible. Nous avons dit que les valvules auriculo-ventriculaires n'étaient pas hermétiquement closes. Elles ne sont qu'accolées.

Pour une raison physiologique absolument normale, il peut se faire que l'oreillette récupère rapidement sa pression antérieure. Il y aura une veine liquide, qui s'écoulera lentement de la cavité supérieure vers l'inférieure. La pression augmentera progressivement dans le ventricule expliquant l'allure ascendante du graphique (fig. 19).

Cette ligne horizontale ou ascendante présente parfois, comme nous l'avons vue (fig. 28), de petites ondulations.

Comment interpréter ces phénomènes? Deux hypothèses se présentent :

1° *Une théorie sanguine.* — Le sang, au lieu de s'accumuler dans l'oreillette fermée (la pression auriculaire restant inférieure à celle du ventricule) ou s'écoulant d'une façon continue dans le ventricule (pression de l'oreillette supérieure à celle du ventricule), ne passerait que par saccades. Après le flot post-systolique nous pourrions trouver une

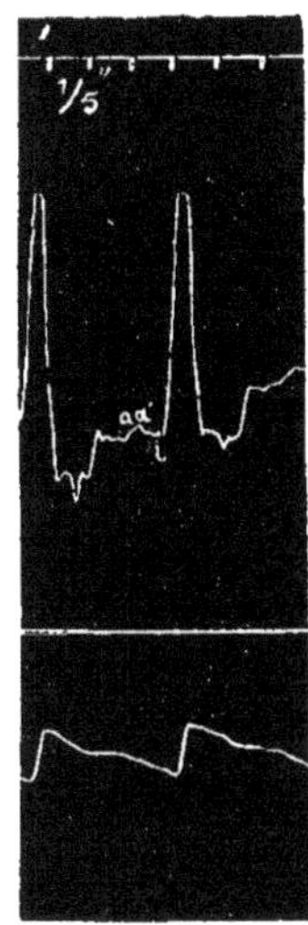

Fig. 28.

La ligne de remplissage lent est horizontale et présente de petites ondulations.

série d'autres flots graduellement décroissants. Ceci s'expliquerait par des sauts brusques de la pression auriculaire;

2° *Une théorie myogène.* — Elle admettrait l'hypothèse d'une action musculaire. Les fibres ventriculaires se contracteraient sous forme, non pas de secousses simples, mais ondulantes, se rapprochant de la forme péristaltique des muscles lisses.

Mais pour se contracter, les fibres ventriculaires ont besoin d'une excitation. Normalement, celle-ci ne peut partir que du sinus. Il y aurait lieu d'admettre des excitations sinusales prématurées, limitées, se propageant à l'oreillette, puis au ventricule, ayant pour but de préparer la systole auriculaire. Ces influx moteurs faibles s'éteindraient, en général, soit au sinus même, soit à la base des oreillettes. Parfois cependant, il pourrait se faire qu'ils parviennent au ventricule, lequel répondrait par une contraction partielle de quelques fibres, suivant leur phase d'excitabilité.

Moulinier a observé ces ondulations diastoliques dans certains cas de ralentissement expérimental du rythme. Pour cet auteur, ces phénomènes pourraient se transmettre aux veines de la base du cou et apparaître sur le phlébogramme, pouvant donner lieu à une fausse interprétation clinique. Pour lui, elles seraient déterminées par « un mouvement du myocarde » pendant une diastole ralentie.

Nous avons repéré la ligne diastolique sur le tracé jugulaire; elle correspond à la ligne d'ascension constituant l'un des côtés de la dépression $v-a$. Dans les cas où nous

avons observé ces ondulations diastoliques au cardiogramme, elles l'étaient fréquemment au phlébogramme
(fig. 7 B).

HIRSCHFELDER, GIBSON, EYSTER ont trouvé fréquemment, sur la ligne ascendante de la dépression $v-a$ jugulaire, une ondulation supplémentaire w, se produisant
donc pendant la phase de diastole du cœur. Ils l'attribuent à la contraction du sinus.

PEZZI et SABRI y voient plutôt une contraction propre
de la veine cave elle-même.

Il nous semble difficile de différencier une contraction sinusale ou de la veine cave avec une contraction
auriculaire.

D'accord avec MOULINIER, nous considérons les ondulations de la phase diastolique passive comme un « mouvement du myocarde », provoqué par des excitations
préalables du sinus, donnant naissance à des contractions
auriculaires légères (ondulations de la ligne ascendante de
$v-a$ jugulaire) qui, parfois, trouvent une réponse ventriculaire (ondulations diastoliques du cardiogramme).

*En résumé, nous pouvons conclure que la troisième
phase diastolique constitue le repos général du cœur, parfois le remplissage passif du ventricule. Ce repos, cependant, peut être troublé par des ébauches de contractions
musculaires préparatoires de la phase systolique auriculaire.*

C) SYSTOLE AURICULAIRE

Si nous examinons nos tracés, nous voyons que la
ligne diastolique se termine au pied d'une ondulation a.

Cette dernière offre une courbe ascendante très inclinée, un sommet arrondi et une phase de descente très étalée qui se continue avec le pied de l'intersystole, en formant un angle plus ou moins arrondi.

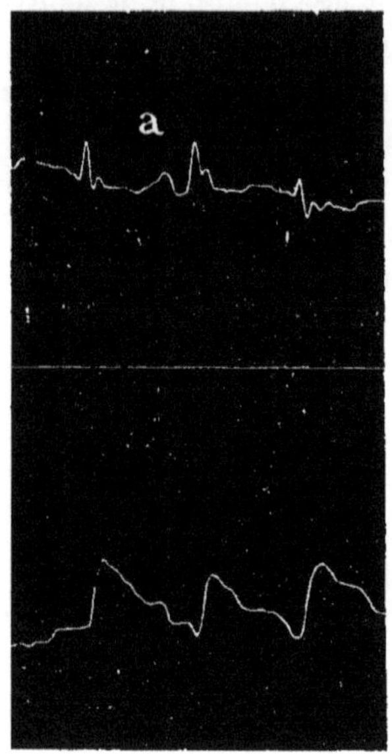

Fig. 29.

La systole auriculaire.

L'onde *a* simple est très marquée (hypertrophie de l'oreillette droite dans un cas de communication interventriculaire).

Sur plusieurs de nos cardiogrammes, nous avons trouvé cette ondulation simple (fig. 29).

D'autres fois, nous la trouvons dédoublée. Comme nous l'avons montré avec notre Maître, M. le professeur

Etienne, dans un travail antérieur (1), ce double mouvement peut se présenter sous quatre formes :

1° Une ligne ascendante *a* qui, à un moment donné,

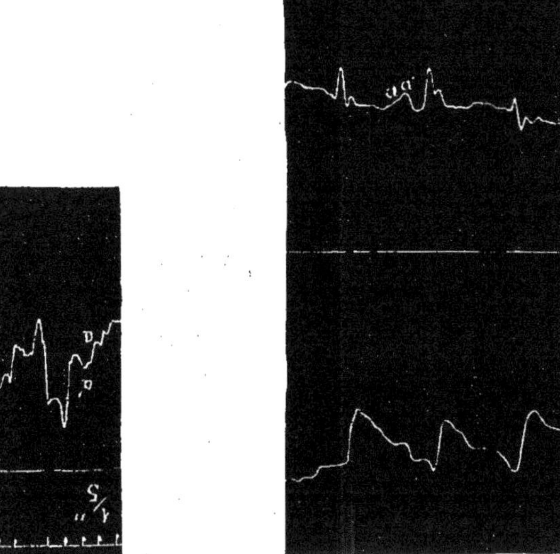

Fig. 30. Fig. 31.

Type I.

a' est un ressaut de la ligne ascendante de *a*.

est accentuée par un léger ressaut *a'*. C'est donc une ascension en deux temps (fig. 30 et fig. 31).

2° Une ligne ascendante *a* suivie d'un petit plateau, puis d'un léger ressaut, qui relève la ligne et constitue un

(1) L'asynchronisme des systoles auriculaires par G. Etienne et Mlle Mondlange. *Archives des maladies du cœur*, 1917.

deuxième mouvement *a′* succédant directement au premier (fig. 32 et 33).

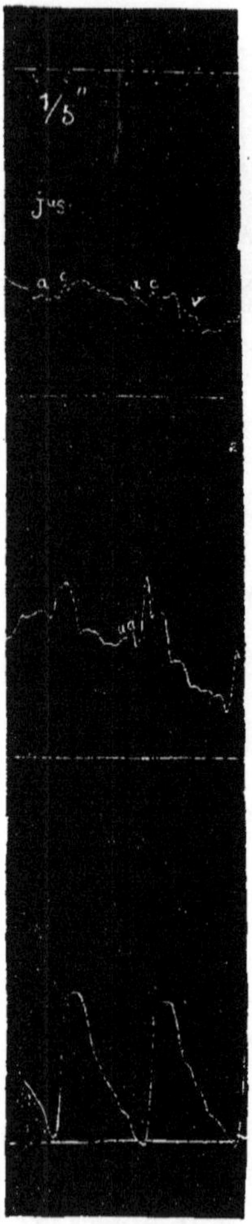

Ces deux accidents peuvent être très peu accusés et se traduire par une simple ondulation de la ligne ou être au contraire nettement marqués.

3° Entre *a* et *a′* existe une légère dépression donnant à *a a′* un aspect en « dos de chameau » (fig. 33 *bis* et 34).

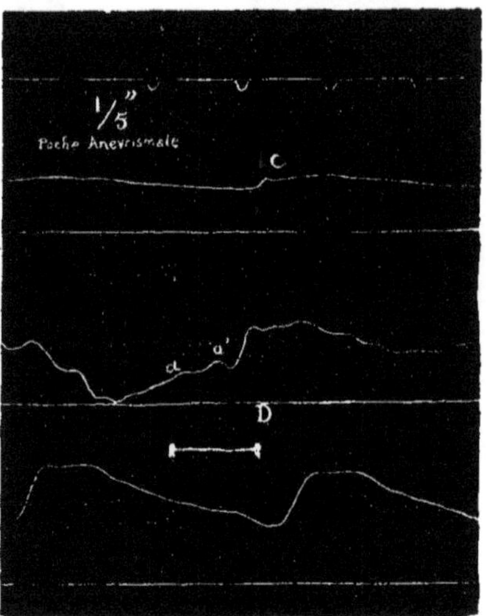

Fig. 33.

TYPE II.

Ascension *a a′* en deux temps séparés par un court plateau (hypertrophie cardiaque).

Fig. 32.

4° L'exagération de cette disposition peut donner au groupe $a\,a'$ un aspect vraiment bifide, la deuxième contraction auriculaire paraissant tout à fait séparée (fig. 35).

Les points a et a' sont très nets sur les cardiogrammes recueillis avec la vitesse ordinaire, mais ils sont plus marqués sur les tracés pris en vitesse.

Cette forme d'ondulation est apparue très visiblement sur des tracés de cœur normal de plusieurs de nos camarades.

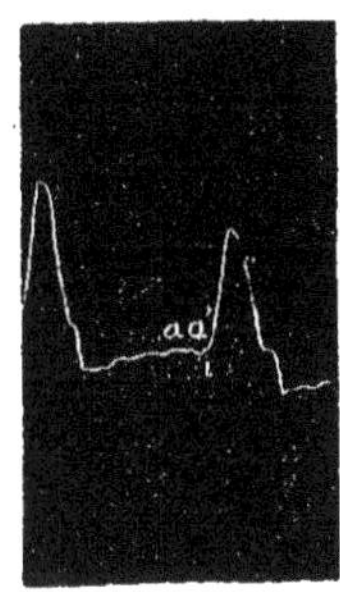

Fig. 33 *bis*.

Type III.

Fig. 33 *bis*. — Légère dépression entre $a\,a'$.

Fig. 34. — Dépression plus accentuée.

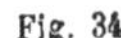

Fig. 34.

Comment interpréter ces phénomènes?

Toujours en suivant les principes de la cardiographie, la ligne ascendante de a traduit une augmentation de la pression intraventriculaire et la courbe de descente une diminution de cette pression.

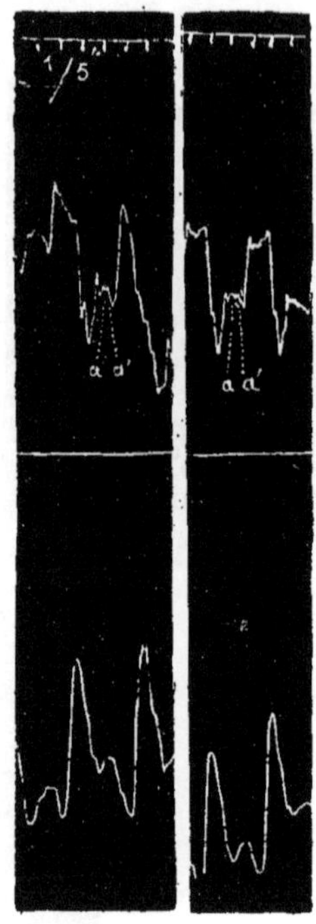

Fig. 35.

TYPE IV.

a a' nettement bifide.

Physiologiquement, nous savons que la phase diastolique terminée, les oreillettes se contractent. Leurs parois exercent alors une pression sur le sang qu'elles contiennent, celui-ci va chercher à s'échapper. Les oreillettes forment une cavité close munie de deux soupapes. Les valvules auriculo - ventriculaires s'ouvrent, dans le sens suivant lequel s'exerce la pression et laissent passer le flux sanguin. Le sang ne peut refluer vers l'orifice veineux. Les travaux de laboratoire ont montré que, malgré la contraction des parois auriculaires, la pression intérieure n'est pas très élevée, 2 $^{m}\!/_{m}$ 5 de Hg, chez le cheval. La tension veineuse est toujours supérieure. En outre, les orifices veineux sont munis de valvules s'ouvrant de dehors en dedans. Par suite, le sang ne pourra y refluer, il passera dans les ventricules et le cardiogramme inscrira la ligne d'ascension de *a*.

Pendant ce passage du sang par les orifices auriculo-ventriculaires, les valvules préalablement accolées sont rejetées brusquement contre les parois ventriculaires. La pression intraventriculaire augmentant, le sang ne pourra s'insinuer entre les valvules ainsi relevées et la paroi du myocarde; il glissera pour ainsi dire sur leur face interne, contribuant de la sorte à les maintenir dans cette position. L'occlusion des orifices auriculo-ventriculaires devenant impossible, le sang devrait refluer vers l'oreillette, ce qui est contraire à nos données physiologiques.

Il ne peut donc en être ainsi. Les expériences de BAUMGARTEN, depuis longtemps déjà, ont montré qu'à la fin de toute systole auriculaire correspond la fermeture des valvules auriculo-ventriculaires.

D'autre part, STANLEY KENT, en étudiant la structure des valvules du cœur, a noté certaines particularités intéressantes. Quelques fibres musculaires, issues de la paroi auriculaire, descendent dans l'épaisseur des valvules auriculo-ventriculaires et se prolongent jusqu'à une certaine distance pour s'insinuer finalement sous le tissu connectif sous-endocarditique valvulaire.

D'après ces découvertes histologiques, la fin de la systole auriculaire sera marquée par la contraction des fibres extrêmes, c'est-à-dire par celle des fibres valvulaires. Cette action, en diminuant la longueur des valvules, va pour ainsi dire les décoller de la paroi ventriculaire. Le sang affluera entre leur face externe et cette paroi, et, par sa pression excentrique, déterminera leur occlusion.

Ce phénomène correspondra avec la fin de la systole auriculaire, nous le placerons donc au sommet a du cardiogramme.

A partir de ce moment, le sang ventriculaire se trouve sous pression, enfermé dans un espace élastique clos. Grâce à cette propriété de la fibre cardiaque, les parois vont se laisser distendre et, par conséquent, la pression intraventriculaire va diminuer d'autant, comme l'indique la ligne de descente de *a*.

Si nous repérons a du cardiogramme sur le tracé jugulaire, nous voyons que son sommet correspond approximativement au point initial de l'ondulation *a* du phlébogramme. Celle-ci, nous le savons, n'est que la répercussion à la jugulaire de la systole auriculaire, en tenant compte, bien entendu, du retard dû à la distance qui sépare le point veineux considéré de l'oreillette droite. Comme nous l'avons trouvé sur nos tracés, le début de l'onde *a* jugulaire est légèrement postérieur à celui de l'onde *a* de la pointe.

Nous savons, en outre, que l'onde jugulaire suivante (*c*) correspond à la systole du ventricule. Ces deux accidents sont séparés par la dépression *x*. Si l'on repère la distance entre $a - c$, on voit quelle est égale à $1/5''$. Elle correspond à la longueur de temps séparant le début de la systole auriculaire du début de la systole ventriculaire. Elle représente le temps employé par le stimulus moteur pour passer de l'oreillette au ventricule.

Il nous sera donc possible, sur le cardiogramme même, de déterminer le début de *a* en reportant en avant du pied de la ligne d'ascension présphygmique $1/5''$. Nous voyons sur nos cardiogrammes (fig. 36) que ce point tombe assez exactement au début de la ligne ascendante de *a*.

Nous pouvons donc conclure que a correspond bien à la systole de l'oreillette. Sa courbe d'ascension indique la contraction des parois auriculaires et le remplissage du ventricule; son sommet, le décollement et la fermeture des valvules auriculo-ventriculaires et sa ligne de descente, la réaction élastique du myocarde ventriculaire.

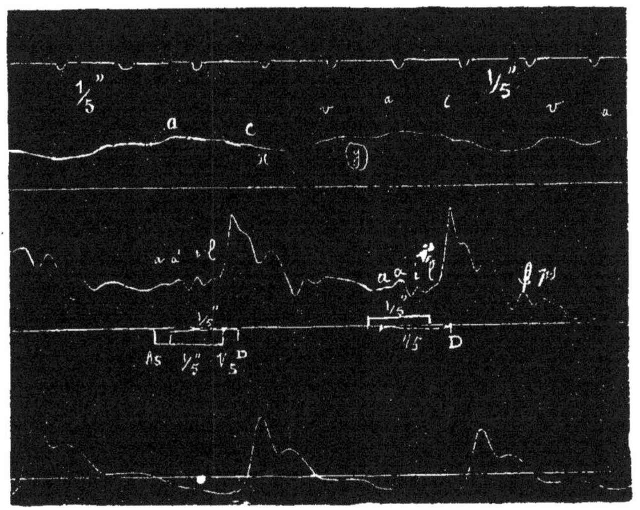

Fig. 36.

L'espace *As—Vs* (*Vs* pied de la ligne de contraction présphygmique précédant le ressaut *l*) égale l'espace *ac* jugulaire égale 1/5e de seconde. Le début de l'ascension *a* du phlébogramme tombe après le début de *a* du cardiogramme avant *a'* et est donc conditionné par *a* devenue effective.

L'allure générale de l'onde *a* la différencie d'une secousse musculaire simple, telle que *i* et la rapproche beaucoup, par contre, de la forme de la systole ventriculaire.

Il nous reste maintenant à chercher la signification du dédoublement si fréquent de cette onde a.

Celle-ci est nettement déterminée par l'emplacement

de *a a'*. Si nous lisons le cardiogramme, nous voyons que *a a'* termine la phase diastolique et précède l'intersystole, par conséquent occupe bien la place de la contraction auriculaire.

Si maintenant nous prenons comme repère le phlébogramme, nous voyons nettement *a a'* du cardiogramme coïncider avec *a* du phlébogramme (fig. 36), mais dans des conditions telles, que le pied de *a* jugulaire tombe vers la naissance de *a'* de la pointe ou même un peu en avant.

Donc, l'onde jugulaire *a* ne peut être engendrée par l'onde auriculaire *a'*. Il nous faut, en outre, tenir compte du retard général du phlébogramme sur le cardiogramme, retard dû à la distance séparant le point veineux considéré de l'oreillette droite. L'onde jugulaire *a* naissant au début de la ligne ascendante de *a'* ne peut donc dépendre que de la contraction précédente traduite par *a*; *a* correspond donc à la contraction de l'oreillette droite. Ce qui prouve que c'est l'oreillette droite qui se contracte la première avant la gauche.

On arrive aux mêmes conclusions en partant d'un raisonnement différent, *a—c* jugulaire sont séparés par une distance de $1/5''$. La même durée sépare donc sensiblement, au cardiogramme, les deux phases génératrices des accidents *a* et *c*, c'est-à-dire le point *b* du moment où la systole auriculaire devenue effective donne naissance à l'onde *a* de la jugulaire (fig. 36).

Si donc, dans le cardiogramme normal (fig. 36), nous comptons $1/5''$ en avant de *b*, le début de cette période de $1/5''$ tombe au moment où la contraction *a'*, seulement amorcée, ne pourrait donner naissance à l'onde jugulaire *a*. Donc l'onde *a* ne peut être engendrée **par** la contraction auriculaire a', mais seulement par la contraction a; c'est donc bien celle-ci qui correspond à la systole auriculaire droite.

De sorte que sur les tracés le sommet a du phlébogramme, engendré par la systole a de l'oreillette droite, coïncide graphiquement avec le début de a', marquant la systole auriculaire gauche.

Autre rapprochement : la distance $1/5''$ qui sépare $a—c'$ au phlébogramme et b du début du ressaut a' du cardiogramme, sépare aussi le pied de la ligne ascendante de mise en tension, début de la systole ventriculaire, du pied de la courbe d'ascension de a.

Réciproquement, quand nous portons la distance correspondant à $1/5''$ à partir du pied de a, son extrémité vient tomber au début de la contraction ventriculaire, dans la zone occupée par l'intersystole i, le pied de la ligne ascendante D et l'accident l (fig. 37). Il y a donc entre le début des deux contractions auriculaire et venticulaire le même temps $1/5''$, mis normalement par le stimulus pour passer de l'oreillette au ventricule. Le début de a est donc bien le début de la contraction auriculaire et a', entre a et l'intersystole i, ne peut être que la contraction de la deuxième oreillette.

Nous pouvons donc conclure, d'après cette étude, que $a\,a'$ représente l'asynchronisme des systoles auriculaires, l'oreillette droite se contractant avant la gauche. Ce décalage des deux systoles est en rapport avec la composition anatomique du faisceau de Bachmann. Nous savons, en effet, que partant du nœud de Keith et Flack le stimulus moteur passe à l'oreillette droite par le pont sino-auriculaire de Wenkebach et après, à l'oreillette gauche, par le

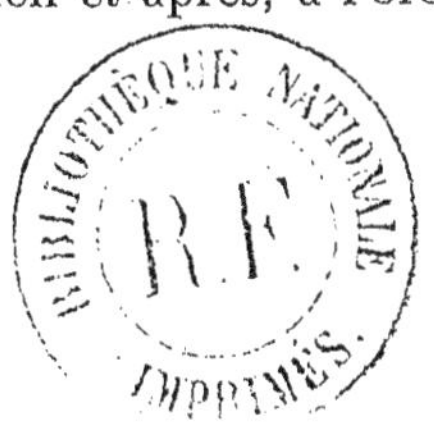

faisceau intra-auriculaire de Bachmann. Il s'ensuit que la systole auriculaire débutera par l'oreillette droite. La contraction des deux oreillettes sera séparée par un laps de temps égal à celui que met le stimulus pour traverser le faisceau de Bachmann.

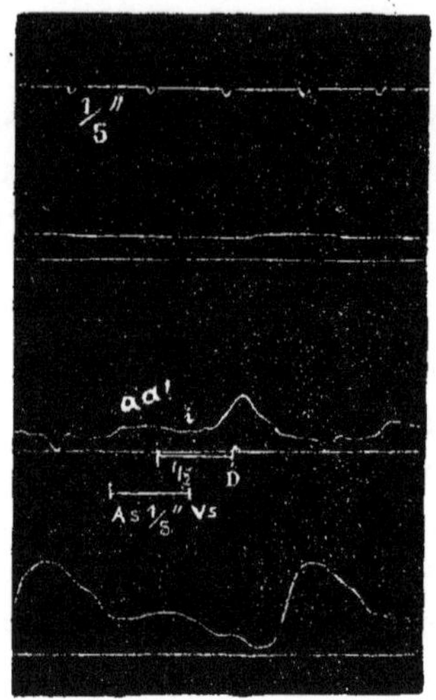

Fig. 37.

En partant de *As*, pied de *a′* 1/15″ tombe dans la zone *i*, vers le pied de la ligne de mise en tension présphygmique.

Chez le chien, FRÉDÉRICQ évalue cette durée à 1/100″.

Dans le temps, nous n'avons pas de données précises pour calculer exactement le retard de la contraction de l'oreillette gauche sur celle de la droite. Le ressaut *a′* nous indique, en effet, seulement le moment où la ligne ascendante de la deuxième systole auriculaire s'ajoute à l'inscription de la première, la dépasse et non pas le début de cette deuxième contraction.

Sur les tracés (fig. 30-37), l'ondulation $a\,a'$ mesure environ $1/5''$. Chez les uns a et a' paraissent avoir une durée sensiblement égale de $1/10''$ chacun. Chez d'autres nous trouvons $a+a=1/5''$, mais tandis que a mesure seulement $2/35''$, $a' = 3/35$, soit $0''05$ et $0''08$ (fig. 30 et 37).

Dans le tracé (fig. 33) $a+a'=3/15$ et $a=a'=1,5''/15$.

Sur d'autres (fig. 18) $a+a'=3/20''$ et $a=a'=1,5''/20$.

Sur ces deux cardiogrammes $a\,a'$ représentent assez sensiblement $1/6$ de la révolution cardiaque.

Mais il y a lieu de noter que la ligne ascendante seule marque la contraction de l'oreillette. Elle mesure approximativement $1/25''$—$1/30''$—$1/45''$.

Depuis Chauveau et Marey il est universellement admis que l'ondulation a du cardiogramme correspond à la systole auriculaire. Ces auteurs, en prenant simultanément les tracés de pression intra-auriculaire, intraventriculaire et du choc de la pointe, ont montré que la systole de l'oreillette correspondait à l'ondulation a observée sur tous les tracés. Nous voyons que les résultats obtenus par nous prêtent à une même interprétation. Elle n'en diffère que par l'inscription fréquente du dédoublement $a\,a'$.

La contraction des deux oreillettes, contrairement à l'opinion généralement admise, ne serait donc pas simultanée. Frédéricq, en particulier, l'avait déjà observée. D'après lui, l'oreillette gauche retarderait de $1/100''$ sur la droite. Il dit avoir vu nettement, dans plusieurs cas, l'onde de contraction passer de l'oreillette droite à l'oreillette gauche. Il s'agissait de cœurs prêts à mourir, dans lesquels la propagation de la contraction était fortement ralentie et pouvait se suivre directement à l'œil. Le synchronisme apparent ne serait qu'une illusion provenant de la grande rapidité avec laquelle progresse l'onde de contraction.

Depuis, la découverte du faisceau de Bachmann a donné une base anatomique à ce phénomène.

Nous pouvons donc conclure que l'onde *a* représente bien un phénomène actif, une contraction du muscle auriculaire à type péristaltique, débutant d'abord dans l'oreillette droite et après seulement dans la gauche.

CHAPITRE IV

SYNTHÈSE DE LA RÉVOLUTION CARDIAQUE
PHYSIOLOGIQUE

D'après l'étude précédente, nous pourrons nous faire une idée, maintenant, de l'enchaînement des phénomènes qui constituent la révolution cardiaque.

Le stimulus partant du noyau de Keith et Flack arrive à l'oreillette droite par le faisceau sino-auriculaire de Wenkebach, puis, à la gauche, par le faisceau auriculo-auriculaire de Bachmann. La *contraction des oreillettes* est lente, progressive, comme l'indique la ligne légèrement ascendante de *a*. Ayant atteint leur maximum de contraction (sommet de *a*), les parois musculaires se relâchent doucement (ligne descendante de *a*). Le résultat de cet effort est l'évacuation du contenu auriculaire dans les ventricules.

La fin de la systole de l'oreillette est marquée par la contraction des fibres extrêmes, c'est-à-dire des fibres valvulaires décrites par Kent. Elle a pour but de ramener dans un plan perpendiculaire les valvules préalablement rejetées, par le passage du courant sanguin, contre les parois du ventricule. En même temps, le sang accumulé sous pression par la systole auriculaire dans le ventricule, va contribuer à appliquer l'une contre l'autre les valvules abaissées.

Pendant ce temps, la réaction élastique du myocarde auriculaire constitue la diastole de l'oreillette (ligne descendante de *a*). Elle provoque peut-être l'aspiration du sang qui peut se trouver encore dans le gousset formé par les valvules abaissées.

Ces phénomènes ne sont pas synchrones dans les deux oreillettes (*a a'*). Le temps qui sépare le début de la systole de l'oreillette droite de celui de l'oreillette gauche correspond au temps nécessité par le stimulus pour traverser le faisceau de Bachmann.

Après avoir mis en branle l'oreillette droite et, par dérivation, l'oreillette gauche, le stimulus parvient au nœud de Tawara et au faisceau de His. Suivant la distribution anatomique du système hissien, l'excitation va arriver tout d'abord au ventricule gauche et, ensuite, avec un léger retard, au ventricule droit. Dans chacun des ventricules, la contraction commence par les muscles papillaires, le muscle mural et ensuite les fibres spirales.

Suivant cet ordre de l'excitation, nous pouvons considérer trois phases distinctes dans la systole ventriculaire :

1° *L'intersystole* correspond à la contraction des muscles papillaires (ligne ascendante de *i*). Ceux-ci diminuent de longueur, tirent les cordages valvulaires de haut en bas, tendent par conséquent les valvules auriculo-ventriculaires et augmentent ainsi leur surface de coaptation. La pression excentrique du sang terminera cette occlusion au moment de la systole ventriculaire proprement dite.

Le rôle actif des muscles papillaires est terminé (sommet de *i*), ils se relâchent (ligne descendante de *i*); dorénavant, ils n'auront plus qu'une action passive, celle d'empêcher les valvules auriculo-ventriculaires de se retourner dans la cavité auriculaire sous la pression de la systole ventriculaire.

Ce phénomène de l'intersystole se produit successivement dans les deux ventricules, en commençant par le ventricule gauche, suivant les données anatomiques (dédoublement *i i'*).

2.° *Phase présphygmique.* — La préparation valvulaire étant duement achevée, le muscle mural ventriculaire gauche, puis le droit, entrent successivement en action.

Le ventricule se contracte brusquement, atteint d'emblée son maximum (ligne ascendante *D*). La pression intraventriculaire s'élève rapidement jusqu'au moment où, devenant supérieure à la pression vasculaire périphérique, elle force les valvules sigmoïdes qui s'ouvrent devant l'ondée sanguine.

La contraction du muscle mural n'est pas synchrone dans les deux ventricules, comme l'expliquent les données anatomiques. L'encoche *l* du cardiogramme traduit cet asynchronisme léger.

3° *Phase d'expression.* — Le troisième territoire, desservi par les terminaisons des branches secondaires du faisceau de His, est constitué par l'ensemble des fibres spirales.

Après la contraction du « Treibverk », elles entrent en jeu. C'est à leur action et à l'état de contraction permanente du muscle mural, qu'il faut attribuer cette troisième phase de la systole ventriculaire.

Cet état de contraction du « Treibverk » et le secours apporté par la contraction des fibres spirales maintiennent dans le ventricule une pression suffisante pour l'évacuation de l'ondée sanguine, malgré les causes de baisse de tension, telles que l'ouverture des sigmoïdes aortiques (encoche semi-lunaire), des sigmoïdes pulmonaires (deuxième encoche du plateau) et la décontraction des fibres apexiennes (troisième encoche du plateau). Pendant toute cette phase, la pression intraventriculaire se conserve à peu près égale à elle-même (plateau horizontal), diminue légèrement (plateau descendant), ou augmente franchement (plateau ascendant).

Le sang est chassé progressivement hors du ventricule. La pression vasculaire augmente jusqu'au moment où le muscle ventriculaire se relâchant brusquement, elle va fermer mécaniquement les valvules sigmoïdes (point *e*).

A la phase de contraction fait suite la *diastole générale* du cœur. La première phase constitue la période de *décontraction* (ligne F). Le relâchement musculaire est brusque. Son début est directement proportionnel au début de la systole. En d'autres termes, le ventricule gauche se relâche avant le droit, dont le retard est non seulement constitué par la distribution spéciale du faisceau de His, mais par le fait de la contraction plus lente du ventricule droit (accident *f* de la ligne de descente F).

Par suite de la décontraction musculaire, la pression diminue rapidement dans les cavités ventriculaires, atteignant un minimum (point *g*) constituant le vide post-systolique.

Il se produit une sorte d'aspiration qui provoque l'ouverture des valvules auriculo-ventriculaires.

A ce moment, le sang passe brusquement de l'oreillette dans le ventricule. Ce phénomène constitue la *deuxième phase diastolique ou période de remplissage brusque*.

L'onde proto-diastolique se traduit au cardiogramme par la ligne ascendante de *ps*. Le vide post-systolique est bientôt comblé (faible hauteur de *ps*). La pression intra-ventriculaire, devenant supérieure à celle de l'oreillette, provoque le rapprochement des valvules auriculo-ventriculaires (sommet de *ps*) et la distension des parois ventriculaires (ligne descendante de *ps*).

Ce phénomène n'est pas synchrone dans les deux ventricules, le flot post-systolique gauche *ps* étant antérieur au flot post-systolique droit *ps'*.

A partir de ce moment, la *diastole du cœur est complète* (ligne horizontale au cardiogramme); parfois, par suite de la non-coaptation parfaite des valvules auriculo-ventriculaires et d'une pression auriculaire devenant supérieure à celle du ventricule, le remplissage passif de cette dernière cavité se poursuit (direction légèrement ascendante de la ligne diastolique); cette replétion va être parachevée par la systole auriculaire suivante. La révolution cardiaque est terminée. Un nouvel influx moteur partant du sinus va déclencher une deuxième succession de ces phénomènes, identique à la première, et ainsi de suite. L'ensemble de ces révolutions cardiaques constitue le rythme normal physiologique du cœur.

Il nous reste maintenant, en terminant, à contrôler les données fournies par la cardiographie par une autre méthode.

Une invention assez récente, l' « électrocardiographie », permet cette vérification.

Cette méthode repose sur le principe suivant : quand un faisceau musculaire est excité et qu'une contraction débute au point excité, celui-ci devient électro-négatif par rapport au reste du muscle. L'état d'activité, s'associant toujours au développement de l'état négatif, il sera possible de suivre l'onde de contraction à travers un muscle. Au moyen d'appareils spéciaux (galvanomètre d'Einthoven), il sera possible de suivre la contraction motrice du cœur. Par un dispositif adéquat, l'inscription graphique de ces états successifs d'électro-négativité pourra être fixée. Le tracé obtenu constitue l'électrocardiogramme.

Schématiquement, l'électrocardiogramme présente cinq élévations de la courbe qui, d'après Einthoven, sont représentées par les lettres P, Q, R, S, T.

Trois sommets, P, R, T, sont dirigés en haut, les deux autres, Q, S, en bas.

D'après l'interprétation de Einthoven, P traduit la systole auriculaire, Q la contraction du ventricule gauche, R le début de la contraction du ventricule droit, S la contraction ventriculaire commune, et le sommet T est peut-être la contraction isolée, persistante, du ventricule droit.

Pour Kraus et Nicolaï, la secousse J (R de Einthoven) correspond à la contraction des muscles papillaires : c'est donc i du cardiogramme; F (T. de Einthoven) répond à la contraction des fibres spirales : c'est notre plateau systolique; et, entre ces deux secousses, le Treibwerk est représenté par l'espace t (S de Einthoven) équivalent à la zone D présphygmique, ligne horizontale, sans aucune élévation, parce que les contractions des diverses couches du muscle mural s'annulent les unes les autres, au point de vue électrique.

Il n'y a pas antagonisme absolu entre ces deux interprétations, elles nous indiquent, en tous cas, la complexité du phénomène systolique ventriculaire et, en somme, toutes les données, soit cardiographiques, soit électro-cardiographiques, convergent vers une même conclusion.

CHAPITRE V

VARIATIONS PATHOLOGIQUES
DU CARDIOGRAMME

La succession régulière, ininterrompue des phénomènes intracardiaques, que nous venons d'étudier, constitue le rythme normal physiologique du cœur. Chez le sujet sain, la durée des révolutions cardiaques est sensiblement toujours la même, au moins à l'état de repos et à quelques centièmes de seconde près (BARD).

Mais il n'en est pas toujours ainsi et de nombreuses causes physiologiques ou pathologiques peuvent troubler le rythme normal. Ce dernier dépend, nous le savons, de la mise en œuvre des propriétés propres de la fibre cardiaque et de l'action du système nerveux intra-cardiaque.

Depuis longtemps, on a mis à l'étude la question de savoir si cette régularité du rythme est propriété essentielle du myocarde ou si elle dépend du système nerveux. Nous n'entrerons pas ici dans ces discussions. Nous passerons seulement en revue rapidement les facteurs constituants du rythme; nous en noterons les modifications, pour en déduire la répercussion sur la révolution cardiaque. L'emploi de la méthode graphique a été d'un grand secours à l'examen clinique et aux recherches de laboratoire; de nombreux enseignements en ont été tirés.

A. — Modifications du cardiogramme dues aux troubles de la fibre musculaire.

GASKELL a démontré que les propriétés essentielles de la fibre cardiaque étaient au nombre de cinq :

1° Elle peut produire un stimulus : automotricité;

2° Elle peut recevoir un stimulus : excitabilité;

3° Elle transmet le stimulus de fibre à fibre : conductibilité;

4° Elle répond par une contraction à l'excitation : contractilité;

5° Elle recouvre un certain état de contraction, après cessation de la phase active : tonicité.

1° Nous n'avons pas à nous occuper du *pouvoir automoteur* de la fibre cardiaque; il se confond, pour nous, avec celui de l'excitabilité et de la contractilité.

Qu'il soit d'origine nerveuse ou musculaire, que nous importe. Les travaux de laboratoire nous ont prouvé que le cœur possède en lui-même la propriété de se contracter. Il n'en est pas moins acquis que, chez l'adulte normal, il y a lieu de compter avec ce pouvoir restant à l'état latent, mais qui peut se réveiller dans certaines conditions pathologiques.

2° L'*excitabilité* du myocarde est cette propriété appelée par HALLER « irritabilité ». C'est la faculté que possède la fibre cardiaque de recevoir l'influx moteur. Le laboratoire l'a mise en évidence par divers procédés, tels que la chaleur, l'électricité, certaines substances chimiques, les contacts mécaniques; tous provoquent dans certaines conditions des contractions du myocarde.

Nous disons dans certaines conditions, car le cœur n'est pas toujours également excitable. Après l'excitation, la fibre cardiaque devient réfractaire à toute stimulation nouvelle.

Chauveau et Marey ont délimité cette phase réfractaire ou d'*inexcitabilité périodique du cœur;* elle s'étendrait à toute la période systolique. Sur les tracés de la pointe, le cœur n'est excitable que depuis la fin du plateau jusqu'au pied de l'ondulation systolique de l'oreillette.

C'est donc pendant la phase diastolique que pourront se produire les phénomènes anormaux, dus aux troubles de l'excitabilité.

Ceux-ci peuvent être de deux sortes : l'excitabilité de la fibre cardiaque sera exagérée ou diminuée. Un fait certain, c'est qu'à l'état normal, le nodule de Keith et Flack met régulièrement le cœur en mouvement de 60 à 70 fois par minute. Le travail constant de ce nodule provoque donc dans le myocarde des influx contractiles à chaque seconde environ. Par suite d'un réveil pathologique du pouvoir automoteur de la fibre cardiaque primitive, tous les points du tissu embryogénique pourront donner naissance à une excitation anormale. Suivant que le cœur se trouvera ou non en état de réceptivité, une contraction supplémentaire ou extra-systole se produira.

Lewis distingue les excitations anormales partant du nœud de Keith lui-même, ou homogénétiques, des excitations naissant d'un autre point du myocarde ou hétérogénétiques.

Cliniquement, il sera donc possible de rattacher la présence d'extra-systoles à un trouble d'hyperexcitabilité.

Suivant que la contraction anormale trouvera le ventricule vide ou rempli de sang, un battement supplémentaire à la radiale se produira ou n'aura pas lieu. S'il y a battement prématuré au pouls, il sera suivi d'une pause anormalement longue.

Ce phénomène peut apparaître à des intervalles irréguliers ou réguliers, fréquents ou espacés. Quand l'extra-systole n'est pas décelable au pouls, l'auscultation simultanée du cœur et la palpation de la radiale révéleront une contraction supplémentaire du myocarde, avec ou sans répercussion artérielle. Tous ces cas ont été classés sous la rubrique de pouls irrégulier, intermittent, de faux pouls lent, de pouls bigéminé, trigéminé, etc., suivant le groupement des pulsations anormales.

En résumé, nos moyens cliniques habituels nous renseignent :

1° Sur la présence d'extra-systoles;

2° Sur le groupement qu'elles peuvent présenter; la dernière extra-systole du groupe sera toujours suivie d'une phase de repos.

La *cardiographie* est venue ajouter d'autres connaissances à ces données. Elle nous renseigne, non seulement sur la présence d'une extra-systole et, par conséquent, d'un trouble de l'excitabilité, mais aussi sur le point de départ du stimulus anormal.

Celui-ci, nous l'avons dit, peut être situé dans tout le tissu embryogénique. Tous ces points divers, d'où peut partir l'extra-systole, sont facilement ramenés à quatre groupes principaux, correspondant aux quatre segments du tube cardiaque :

1° La région du sinus ou région du noyau de Keith et Flack;

2° Le segment auriculaire;

3° Le segment du nœud de Tawara;

4° Le segment du faisceau de His.

Suivant que le point de départ du stimulus anormal est localisé dans l'un ou l'autre de ces segments, il donne naissance à des phénomènes caractéristiques, décelables au cardiogramme. En mesurant la longueur de la phase diastolique, nous pourrons toujours poser le diagnostic d'extra-systole ventriculaire, en nous souvenant que l'extra-systole suit la contraction normale sans période de repos compensateur ou diastole prolongée.

Mais, en général, pour bien localiser le point de départ de l'excitation anormale, il faudra nous aider du phlébo-gramme et du sphygmogramme. Nous verrons combien la prise simultanée des trois tracés, telle que le permet l'appareil de Jaquet, va nous être précieuse.

Supposons l'excitation anormale partie de la région du faisceau de His. De deux choses l'une, ou bien le ventricule se trouve en période de contraction et l'excitation est nulle; ou bien le ventricule est à l'état de relâchement et l'effet produit est positif. Le myocarde ventriculaire se contracte, il se forme une extra-systole ventriculaire (fig. 38).

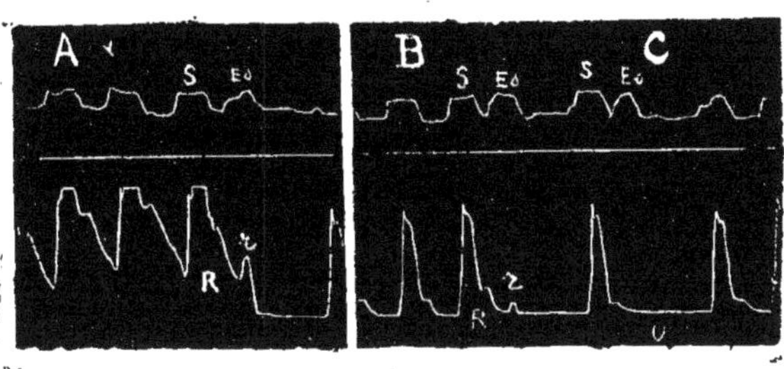

Fig. 38.

Extra-systoles ventriculaires.

En A. — Au cardiogramme : l'extra-systole suit la systole normale à un intervalle un peu moindre de la moitié de la diastole normale, son plateau est déformé.
Au sphygmogramme : réponse par une ondulation assez marquée, pause compensatrice complète.

En B. — Au cardiogramme : l'extra-systole suit la systole à un intervalle un peu moindre de 1/3 de la diastole normale; son plateau est arrondi.
Au sphygmogramme : la réponse n'est indiquée que par une encoche très minime.

En C. — Au cardiogramme : l'extra-systole s'accole immédiatement à la systole précédente; son plateau est réduit.
Au sphygmogramme : aucune réponse.

Comme nous le voyons sur les figures 38 A et 38 B, ce phénomène supplémentaire se traduira au cardiogramme pendant la phase diastolique, c'est-à-dire entre le sommet *c* et le pied de l'ondulation *a*. La forme de l'extra-systole varie, suivant le moment de sa production.

Inscrite immédiatement au début de la diastole, c'est-à-dire au sommet de la ligne de descente, elle prendra la forme d'une secousse simple (fig. 38 C), d'ampleur et de hauteur minimes ou de longueur moindre et de forme altérée (fig. 38 A) traduisant le peu d'efficacité de cette systole. L'absence de plateau ondulé nous indique une simplification de la contraction; le muscle mural ne reste pas en action, les fibres spirales n'entrent pas en jeu. Du peu de hauteur de la courbe ascendante, nous concluons à la participation d'une partie seulement des fibres de la masse ventriculaire commune. Nous voulons dire des fibres dont le repos a été le plus complet, c'est-à-dire celles de la pointe.

Physiologiquement, cette contraction supplémentaire est inefficace; le ventricule se contracte à vide, elle ne se traduira pas au pouls. La phase diastolique suivant l'extra-systole est anormalement allongée (fig. 38). Sa longueur est supérieure à celle d'une révolution normale. Ce phénomène s'explique ainsi : le stimulus normal, suivant l'extra-systole, part du nœud de Keith et trouve le ventricule en pleine période active; il aura, par conséquent, un effet nul. A la contraction auriculaire normale, il n'y aura pas de réponse ventriculaire. Cette phase d'inactivité constitue le *repos compensateur* de Marey, lequel n'est que la traduction de l'inexcitabilité périodique de la fibre cardiaque.

A mesure que l'extra-systole se produit à une phase plus avancée de la période diastolique, elle est marquée par une ondulation plus ample, plus élevée, indiquant la participation plus active des fibres ventriculaires (fig. 39). Au point de vue physiologique, cette contraction va devenir plus efficace et lancer une quantité plus considérable de sang dans le système artériel, appréciable au soulèvement radial.

Si l'on repère l'extra-systole sur le tracé jugulaire, on voit qu'elle s'inscrit (fig. 39) par une onde supplémentaire c' intercalée entre v et a. La systole auriculaire, postérieure à l'extra-systole, n'a pas de réponse ventriculaire, ainsi que nous l'avons prouvé précédemment. L'oreillette ne prend pas part à l'affolement ventriculaire, tous les a sont équidistants au phlébogramme. Le trouble est bien au ventricule, l'extra-systole plongeant ce dernier seul dans une phase de repos compensateur.

Parfois, cependant, quand l'extra-systole est très retardée, v et c' se confondent sur la jugulaire et forment une ondulation unique vc' plus élevée. Par contre, si elle est précoce, c' se confond avec a précédant, formant une onde $c'a$ très élevée. Ceci s'explique par le fait suivant : si la systole auriculaire coïncide avec la contraction extra-systolique, les valvules auriculo-ventriculaires étant fermées, elle sera inefficace. Aussi la pression augmente-t-elle à l'intérieur

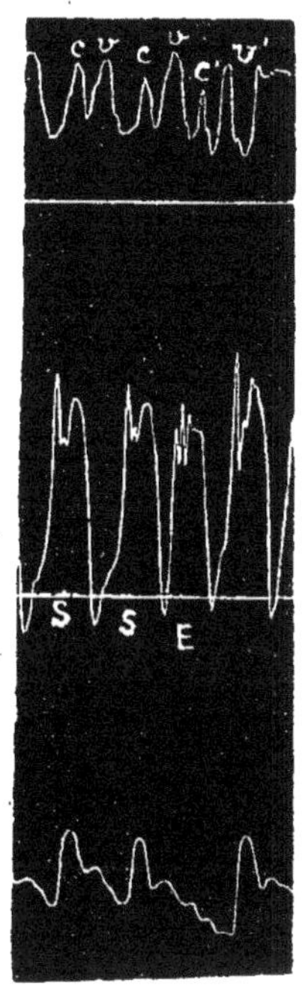

Fig. 39.

Extra-systoles ventriculaires.

Au cardiogramme : l'extra-systole ventriculaire E suit de près la systole.
Au phlébogramme : l'onde c' et v' trop rapprochées se présentent avant leur tour.
Au sphymogramme : une ondulation très minime.

de l'oreillette, comme l'indique l'élévation de l'onde $c'a$ jugulaire.

Au sphygmogramme, la contraction extra-systolique correspond à une ondulation supplémentaire ou est inefficace. Dans le premier cas, le pied de r', plus ou moins marqué (fig. 46), correspond avec le pied de c' du phlébogramme et le sommet de l'extra-systole du cardiogramme. L'ondulation r' est suivie d'une phase de repos concomitante de celle du ventricule.

Suivant le nombre des extra-systoles ventriculaires, on aura ainsi un pouls bigéminé, trigéminé, comme nous le verrons plus loin, suivi toujours d'une phase de repos.

Quand l'extra-systole est très précoce, r' ne s'inscrit pas à la radiale (fig. 39); le pouls indique alors seulement un allongement de la phase diastolique. Ce phénomène traduit le jeu du pouls lent ou de la bradysphygmie sans bradycardie. Dans ce cas, l'examen du tracé est des plus précieux pour fixer le diagnostic.

On a classé les extra-systoles ventriculaires en trois catégories :

1° Les *extra-systoles avec pause compensatrice* complète, comprenant celles que nous venons de décrire;

2° Les extra-systoles avec repos compensateur incomplet.

De Meyer explique ce phénomène par un retard dans la conduction du stimulus, assez considérable pour que celui-ci puisse arriver au moment où le ventricule aura déjà recouvré son excitabilité;

3° Enfin, on peut signaler les extra-systoles interpolées. Notre Maître, le professeur Busquet, a démontré que sur le chien on peut observer des extra-systoles *sans repos compensateur*, la pause post-extra-systolique étant plus courte qu'une diastole normale. D'autres fois, dans les extra-systoles *décalantes*, la diastole post-extra-systolique a une longueur normale; le rythme se rétablit après cette pause.

Pour observer ces phénomènes, il faut que la révolution cardiaque soit lente, afin que le ventricule puisse recouvrer son excitabilité et répondre au stimulus normal post-extra-systolique.

Dans certains cas, le stimulus extra-systolique, au lieu du chemin normal, peut suivre un trajet rétrograde, remonter vers le nœud de Keith et Flack. Cette théorie, admise par PAN, fortement discutée par MACKENZIE, a été appuyée, dans ces derniers temps, par GALLAVARDIN. Le faisceau de His pourrait conduire le stimulus dans les deux sens.

L'influx extra-systolique, après avoir mis en branle le ventricule, remonterait vers l'oreillette, provoquant une extra-systole auriculaire rétrograde (fig. 44).

GALLAVARDIN s'appuie sur ce fait que, sur le tracé veineux, l'extra-systole ventriculaire se montrerait toujours suivie de *a*. Cet *a* serait nettement prématuré, il ne saurait s'agir d'une secousse auriculaire normale. C'est même cette avance qui serait la cause du repos compensateur, la contraction *a* consécutive reprenant exactement après une période normale, ce qui produit une sorte de décalage du rythme. D'après ce même auteur, cet *a* prématuré est toujours situé à une égale distance de l'extra-systole ventriculaire, qui serait de 20/100" correspondant à la conduction hissienne. Une seule objection serait possible, l'extra-systole auriculaire, au lieu d'être rétrograde, pourrait être une extra-systole auriculaire simple, se produisant en même temps que celle du ventricule. Seulement, comme sur tous les tracés publiés par cet auteur, elle revient malicieusement après chaque extra-systole ventriculaire, il y a lieu de croire à la rétrogradation.

L'*extra-systole auriculaire* prend naissance en pleine musculature de l'oreillette. Provoquant la contraction de ces deux cavités, le stimulus anormal descend au ventricule. De deux choses l'une : ou bien celui-ci se trouve en phase d'activité et l'extra-systole se limite à l'oreillette; ou bien il est à l'état de relâchement et va répondre par une extra-systole ventriculaire.

Dans le premier cas, l'extra-systole auriculaire s'inscrira au phlébogramme, mais non au cardiogramme (fig. 40 A).

Puisque ce phénomène n'a aucune répercussion ventriculaire, il se placera forcément entre a et c, car si a' se plaçait entre c et v, il y aurait en même temps une extra-systole ventriculaire possible ($c - v$ correspondant à la période d'excitabilité ventriculaire), a' se confondra souvent avec c, donnant une ondulation $a'c$, de hauteur plus élevée, indiquant que l'extra-systole se fait au moment où les valvules auriculaires sont fermées, où le ventricule est en phase de contraction.

Il y aura donc augmentation de la pression ventriculaire, ce qui explique la hauteur exagérée de $a+c$ (fig. 41).

En général, a' ou $a'c$ sont suivis d'un repos compensateur

L'explication est que le stimulus normal qui suit, survenant au moment où l'oreillette n'est pas relâchée, a un
effet nul.

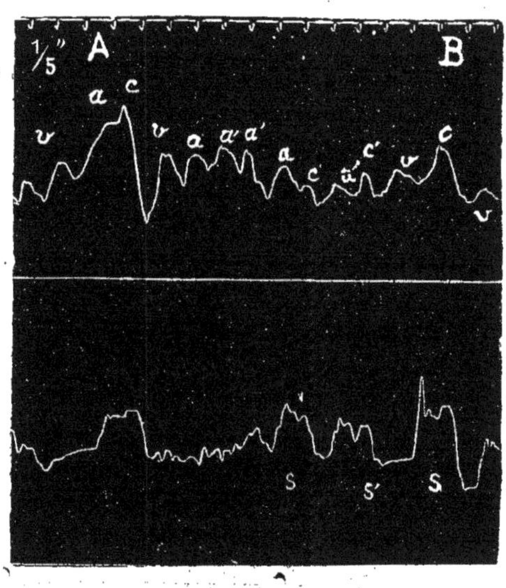

Fig. 40.

Extra-systoles auriculaires
(Asystolie par pancardite).

En A. — Extra-systoles auriculaires en phase d'inexcitabilité ventriculaire.
Au cardiogramme : pause.
Au phlébogramme : a' en série après un a succédant à une
révolution cardiaque normale.
En B. — Extra-systoles auriculaires en phase d'excitabilité ventriculaire.
Au cardiogramme : après une systole normale, une systole
est aussitôt suivie d'une extra-systole, puis vient une
systole normale.
Au phlébogramme : une onde $a' + c'$ suit une onde a et c,
et est suivie de v, puis — c — v normale.

Dans le deuxième cas (fig. 41) a' du phlébogramme précédant de plus ou moins près c' est suivi d'une extra-systole E. S. au cardiogramme, avec ou sans r' au sphygmogramme. Le pied de a' correspond au sommet de ES et au pied de r. Tout se passe comme si la contraction cardiaque s'était déplacée en masse dans le temps : a' jugulaire est toujours suivi de c' et v placés à leur distance régulière.

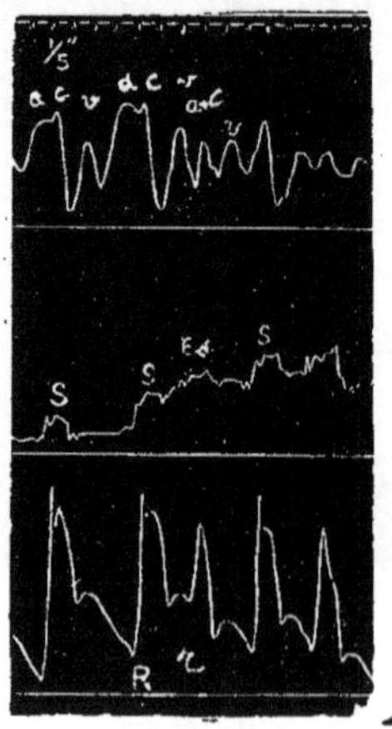

Fig. 41.

Extra-systoles auriculaires
(Hyposystolie par pancardite).

Au cardiogramme : l'extra-systole suit de très près la systole.
Au phlébogramme : une onde anticipée comprenant a et c est suivie de v.
Au sphygmogramme : une onde nettement prononcée, médiocrement anticipée.

Parfois a' est tellement anticipé qu'il se confond avec v précédent, en formant une onde plus élevée. Seule la phase diastolique, diminuée avant l'extra-systole, se trouve ensuite augmentée, du fait que le stimulus, arrivant du sinus, se produit au temps normal et ne réussit pas à provoquer la contraction de l'oreillette réfractaire. Cette période irrégulière, due à l'extra-systole auriculaire, n'est pas toujours égale à deux révolutions normales; elle est souvent moindre. WENKEBACH admet que l'excitation anormale remonte au sinus, toujours apte à répondre. Cette sollicitation serait positive, aussitôt la phase réfractaire auriculaire terminée. Cette hypothèse n'a pas toujours été admise, par MACKENZIE en particulier.

Au lieu d'une extra-systole auriculaire, espacée de çi de là, comme le montrent les figures 40 A, 40 B, 41, la lésion irritative peut déterminer un nombre infini de petites contractions supplémentaires, qui se produisent au sein de toute la musculature de l'oreillette, jetant le trouble dans tout le système interne. Suivant son état d'excitabilité, le ventricule répond ou ne répond pas à cet affolement auriculaire. Il s'ensuit une irrégularité permanente constituant l'arythmie complète, l'*auricular fibrillation* de Lewis, cause de la tachycardie paroxystique, puis l'arythmie permanente. D'après LEWIS, chaque fibre se contracterait séparément, rapidement par une sorte de fibrillation. Aussi, dans ces cas, remarquons-nous à la jugulaire l'absence de *a* ou bien un nombre infini de *a* par seconde (400 à 600) très effacées, irégulières. Les contractions systoliques de la pointe sont inégales; les extra-systoles, variables.

LEWIS a désigné l'état moins avancé de ce syndrome sous le nom d'*auricular flutter*.

A côté des extra-systoles auriculaires et ventriculaîres, il nous faut placer un troisième groupe, constitué par les extra-systoles auriculo-ventriculaires.

Les *extra-systoles auriculo-ventriculaires* sont très fréquentes, car dans cette région se trouve un segment très important de la voie motrice, le nœud de Tawara. Conformément, en quelque sorte, à la disposition anatomique établie par His, on distingue :

1° Les *extra-systoles auriculo-ventriculaires supranodales*.

L'excitation anormale, partie immédiatement au-dessus du nœud de Tawara, provoque une contraction de l'oreillette, suivie d'une réponse ventriculaire. Mais le chemin à parcourir entre ces deux cavités étant raccourci, l'espace $a-c$ est diminué à la jugulaire et plus petit que $1/5''$. La contraction ventriculaire suit de très près la contraction auriculaire. Aussi a et c sont-ils souvent confondus, formant une pointe plus élevée c' (fig. 42).

2° Les *extra-systoles nodales*, ou extra-systoles auriculoventriculaires proprement dites, naissent au sein du nœud de Tawara. Dans ce cas, oreillette et ventricule se contractent en même temps. L'ondulation a du cardiogramme n'existe pas et au phlébogramme a, c et v sont confondus, formant une ondulation en plateau rappelant de très près la forme de la contraction ventriculaire d'un cardiogramme, d'où l'expression de sphygmogramme à type ventriculaire (fig. 43).

Cliniquement, on observe un rythme accéléré du cœur. C'est le rythme nodal de Mackenzie, se traduisant notamment par les crises de tachycardie paroxystique. Ces phénomènes sont souvent transitoires.

Si le stimulus nodal anormal se déclenchait au moment

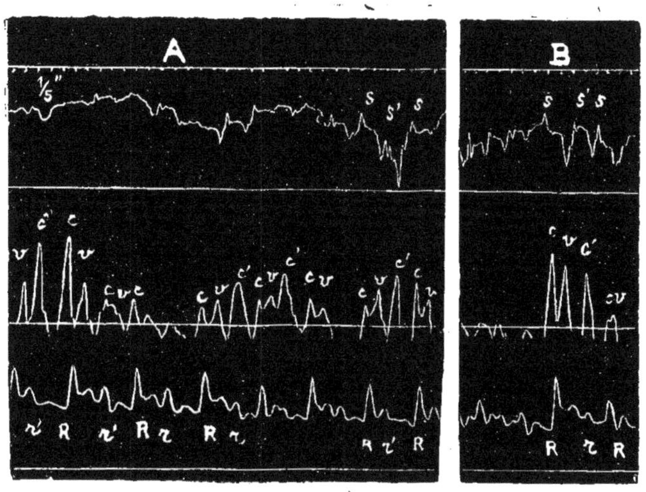

Fig. 42.

Extra-systoles auriculo-ventriculaires supranodales
(Asystolie par cœur forcé).

Au cardiogramme : les extra-systoles suivent la systole normale de très près sans phase diastolique (partie B).

Au phlébogramme : extra-systole c' en pointe très longue.

Au sphygmogramme : l'extra-systole ne se traduit que par une très faible ondulation.

où l'oreillette et le ventricule lui sont réfractaires, on pourrait observer non pas une accélération, mais un ralentissement du rythme. C'est la bradycardie nodale, décrite par MACKENZIE. Dans ces cas, l'influx, né dans le

faisceau atrio-ventriculaire, arrive en retard au ventricule
et l'allure de la contraction se ralentit appréciablement.
Au phlébogramme, $a-c-v$ seront toujours confondus et
la présence de ce pouls veineux, à type ventriculaire, servira de base au diagnostic graphique entre la bradycardie
nodale et les cas de bloquage complet du faisceau de His.

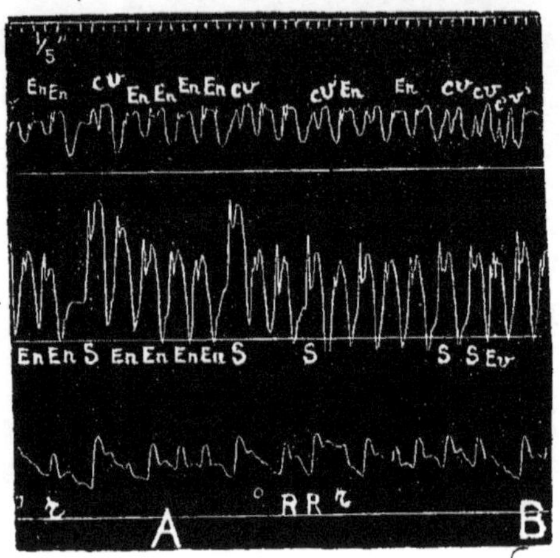

Fig. 43.

Arythmie perpétuelle par extra-systoles nodales
(Asystolie par myocardite, cardio-sclérose).

Au cardiogramme : des extra-systoles s'intercalent en salves entre les
systoles, sans aucune phase diastolique.

Au phlébogramme : extra-systoles à type ventriculaire par juxtapo-
sition de $c+v$ (a n'existant pas). Suppression de a au phlébogramme
normal correspondant aux systoles normales. A la fin du tracé en B,
une extra-systole à type ventriculaire caractérisée au phlébogramme
par les deux ondulations c^l et v^l trop rapprochées se présentant avant
leur tour.

Au sphygmogramme : la pulsation peut manquer, n'être qu'indiquée
ou se traduire par un ressaut plus ou moins marqué.

3° Les *extra-systoles infra-nodales*. Le stimulus pathologique peut prendre naissance immédiatement au-dessous du nœud de Tawara et produire cette variété d'extra-
systole ventriculaire à laquelle va répondre une contraction auriculaire nettement postérieure. Sur le phlébogramme, l'onde *c* précédera *a* et l'intervalle qui les sépare

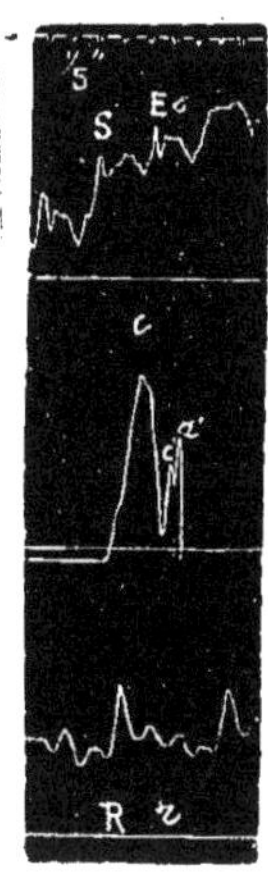

Fig. 44

**Extra-systoles auriculo-ventriculaires
infranodales**

(Asystolie par cœur forcé).

Au phlébogramme : *c'* suivant de très près une
onde *c* est suivi de très près d'une onde *a'*
(indication nette d'un stimulus récurrent).

Au sphygmogramme : ondulation à peine indiquée.

Fig. 44.

sera plus petit que 1/5'' (fig. 44). Ainsi, sur la figure
ci-contre, on voit après une onde *c*, une onde *c'* très
rapprochée, suivie de *a'* de longueur très inférieure à
1/5''. Cette onde *a'* tombant en plein plateau du ventricule ne peut être un *v*. L'extra-systole infranodale est le
type de l'extra-systole récurrente.

Il nous reste maintenant à voir quels phénomènes *intracardiaques répondent à l'excitation anormale de la région
sinusale.*

Suivant sa phase de contraction, l'oreillette répond ou ne répond pas au stimulus supplémentaire. Dans le premier cas, il se produit une extra-systole auriculaire, à laquelle peut faire suite une extra-systole ventriculaire. S'il en est ainsi, pendant la contraction du ventricule, l'oreillette aura le temps de se relâcher et l'incitation normale suivante agira positivement, sans qu'il y ait de repos compensateur.

Au cardiogramme, l'on aura simplement une systole ventriculaire prématurée, précédée de a.

Au phlébogramme, l'espace $v-a'$ sera diminué, mais cet a' correspondra à a du cardiogramme et à l'ondulation systolique du sphygmogramme. Tout se passe donc comme si la révolution cardiaque était transportée en masse dans le temps et rapprochée de la révolution précédente.

Si le ventricule ne peut répondre à la contraction supplémentaire de l'oreillette, celle-ci se confond avec une extra-systole auriculaire. Le diagnostic entre l'extra-systole sinusale et auriculaire ne peut être fait pratiquement.

Dans le second cas, le stimulus anormal tombe dans la phase réfractaire de l'oreillette; son effet est nul et le rythme continue absolument égal.

Nous avons vu que tous ces phénomènes coïncident avec une hyperexcitabilité du myocarde. Pour WENKEBACH, leur présence serait en rapport, d'une manière générale, avec une diminution de l'excitabilité. Nous considérons leur présence chez les scléreux, non pas comme un signe d'hypoexcitabilité, mais comme une excitation directe du myocarde, par le fait de la présence du processus scléreux irritatif et de l'hypertension artérielle.

Toutes les extra-systoles sinusales, auriculaires, auriculo-ventriculaires ou ventriculaires peuvent se présenter sous formes isolées ou par salves irrégulières. Dans ce

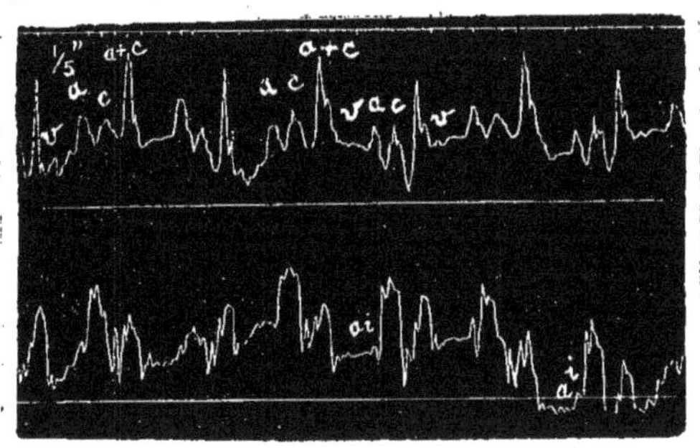

Fig. 45.

Rythme couplé

(Myocardite scléreuse intéressant notamment la zone de His
et la région supradonale).

Au cardiogramme : rythme bigéminé par systoles et extra-systoles
couplées (extra-systoles, type supranodal). Les ondes a sont bien
nettes; repos compensateur.

Au phlébogramme : extra-systoles constituées par $a+c$ se substituant
à v de la systole précédente. Allongement considérable de la zone
$a — c$ (trouble de la conductibilité).

dernier cas, elles constituent le type tachycardique ou l'irrégularité asystolique. Si elles se présentent par saccades, sous forme d'extra-systoles rebondissantes (fig. 58), trop rapprochées pour avoir une réponse ventriculaire, elles déterminent un type de block.

D'autres fois les extra-systoles déterminent un rythme

plus ou moins série, constituant le faux pouls couplé, le pouls bigéminé. La systole normale est suivie immédiatement de l'extra-systole, puis de la phase de repos compensateur jusqu'au retour du couple suivant (fig. 45).

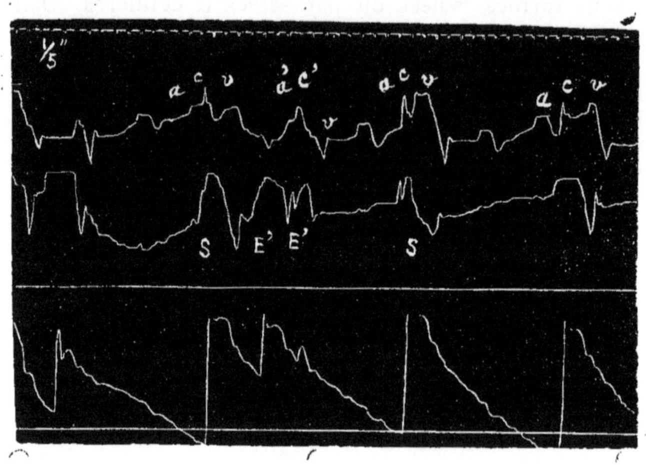

Fig. 46.

Extra-systoles couplées, type trigéminé
(Myocardite).

Au cardiogramme : la première extra-systole assez largement espacée de la systole est suivie de façon plus rapprochée d'une deuxième extra-systole.
Au sphygmogramme : efficacité dégressive de l'onde ventriculaire.

On peut observer de même un rythme tricouplé, se succédant par séries de trois avec réponse vasculaire dégressive (fig. 46).

3° *La troisième propriété, inhérente à la fibre cardiaque primitive seule, est son pouvoir de transmission de l'exci-*

tabilité, aussi est-ce une qualité propre aux fibres embryogéniques résiduelles. Nous la retrouverons sur tout le chemin de la voie motrice du cœur. Après les découvertes de PALADINO, KENT, HIS junior, les travaux de l'école allemande, en particulier ceux d'ENGELMANN, de VOLKMANN, montrèrent qu'une ligature, placée au niveau du sillon auriculo-ventriculaire chez la grenouille, arrête les battements du ventricule...

HERING et ERLANGER établirent que la section du faisceau de His détermine des troubles considérables. D'après ERLANGER, le ventricule se contracterait 1/5″ après l'oreillette. « Si chez un animal vivant, l'on exerce une compression légère sur le faisceau de His, on voit d'abord que ce temps s'allonge puis que, toutes les 8 ou 10 révolutions, il manque une systole ventriculaire qui n'a pas répondu à l'impulsion de l'oreillette. Si l'on augmente le degré de pression, il manque une systole ventriculaire sur trois, puis sur deux contractions auriculaires. La transmission est bloquée en partie ». C'est à cet état que les physiologistes allemands et anglais donnèrent le nom de « Herz ou *Heartblock incomplet* ».

Si la compression est très forte, le Heartblock est complet, c'est-à-dire que le ventricule bat d'une manière tout à fait indépendante de l'oreillette, à environ 32 pulsations par minute. ERLANGER a pu garder un chien vivant dans ces conditions plus d'un mois. « Si l'on pratique une section du ventricule ou si la compression est brusque, le ventricule s'arrête de battre instantanément, se laissant distendre passivement par le sang qu'y chassent les systoles auriculaires successives. Au bout d'environ

80″ de pause, si l'animal n'est pas mort, le cœur se reprend à battre en Heartblock complet. » Ces découvertes physiologiques sont d'un haut intérêt clinique. Il est établi que la conductibilité est une propriété de la fibre cardiaque primitive et, par conséquent, de tout le système de His.

Suivant que ce faisceau sera plus ou moins altéré, la conductibilité sera ralentie ou abolie, il se produira du Heartblock complet ou incomplet, exactement comme dans les cas de stricture expérimentale. Avant l'emploi de la méthode graphique, ces faits se diagnostiquaient par l'étude du pouls. La bradysphygmie correspondait à une diminution de la conductibilité. Quant au block complet, il ne se manifestait que par ses symptômes concomitants, bradycardie sinon habituelle, du moins avec exagérations paroxystiques, quelquefois longues, fréquentes; parfois rares, accompagnée souvent de crises épileptiformes, d'ischémie bulbaire, faisant partie du syndrome de Stokes-Adam.

C'est ainsi que Charcot fut amené à attribuer une section du faisceau de His à un trouble localisé au centre bulbaire du pneumogastrique, le rapprochant des cas de bradysphygmie transitoire par fracture des vertèbres cervicales, telle que le relatait l'observation d'Halberton; Huchard explique les paroxysmes bradycardiques par une théorie mixte; ischémie bulbaire associée à une lésion scléreuse du cœur. La méthode graphique devait conduire à une conception toute autre et ramener l'étude des modifications pathologiques aux expériences physiologiques.

Nous reproduisons ici (fig. 47) un tracé de block complet, publié antérieurement par M. le professeur ÉTIENNE. Malheureusement le tracé de la pointe n'a pu être recueilli, les battements étant imperceptibles. Les modifications ventriculaires sont d'ailleurs parfaitement reproduites par la radiale. Celle-ci bat à 26 à la seconde, alors que la pulsation jugulaire a le rythme de 64 à la minute, soit dans le rapport de 5/2.

Mesurant les distances séparant le pied de chaque a,

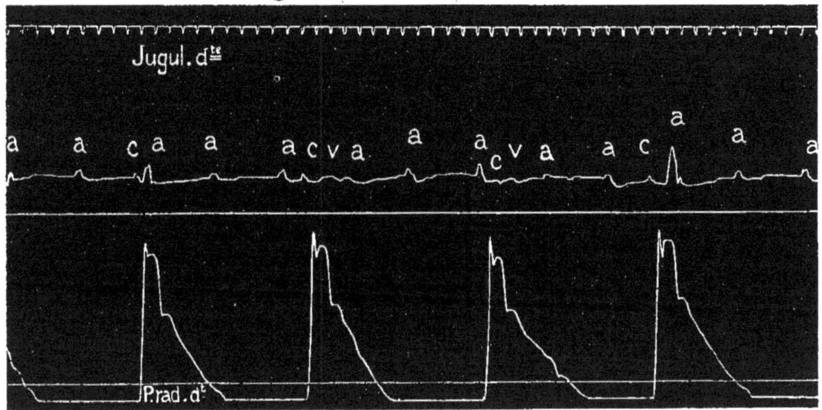

Fig. 47.

Dissociation auriculo-ventriculaire totale : block complet.

Aucun rapport entre les systoles auriculaires a
et les systoles ventriculaires c.

on les trouve toutes égales. En reportant cette distance sur le sphygmogramme, on n'y voit aucun rapport. Les ventricules se contractent donc pour leur propre compte, indépendamment des oreillettes.

nous voyons qu'il tombe au milieu de la diastole ou en pleine systole. *c* traduisant la systole ventriculaire s'inscrit sur la jugulaire, tantôt après *a*, sa place régulière, tantôt avant. Il y a donc dissociation auriculo-ventriculaire complète, telle que Chauveau l'avait décrite en 1885.

D'après les expériences d'Erlanger, il y a lieu de songer, dans ce cas, à une section complète du faisceau de His. Il y a dissociation totale entre le travail des oreillettes et celui des ventricules. Ces derniers possèdent un rythme tout à fait particulier, toujours beaucoup plus lent que celui des oreillettes, stable, non influencé par la marche ou les causes habituelles de tachycardie. C'est le rythme automatique, spécial au ventricule. Woldridge et Tigerstedt reproduisaient l'indépendance complète des rythmes auriculaires et ventriculaires, en séparant physiologiquement ces deux cavités.

Cliniquement, on observe dans ces cas un pouls lent permanent, souvent très bien toléré, si le malade ne fait aucun excès. Parfois on note simplement une certaine sensation de défaillance, de faiblesse continuelle.

Chez le sujet dont nous avons reproduit le tracé, M. le professeur Etienne, songeant à une section du faisceau de His par une gomme syphilitique localisée, avait institué le traitement spécifique. Au bout de quelques semaines les troubles disparurent, indiquant bien l'origine de la lésion, niée pourtant par le malade.

Un exemple d'un autre ordre nous est donné par le tracé suivant (fig. 48) :

Nous voyons que les systoles ventriculaires ont leur

aspect typique : ligne présphygmique très verticale, plateau systolique assez étroit, descente également verticale.

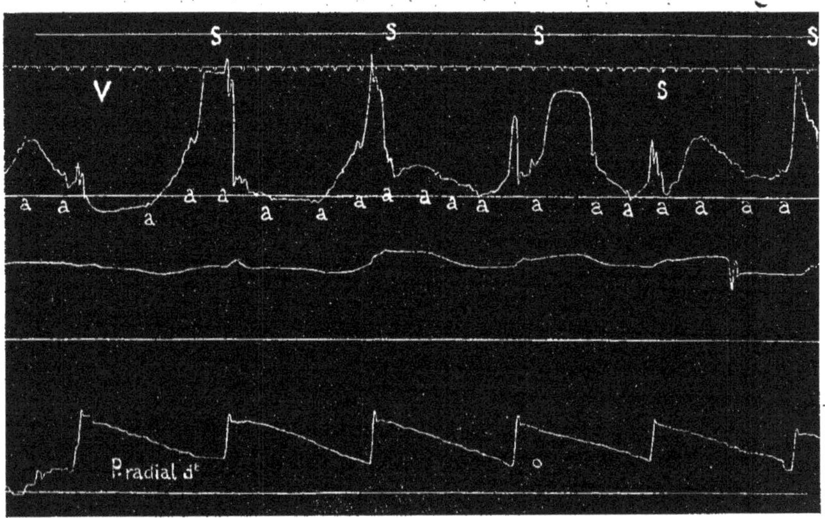

Fig. 48.

Dissociation auriculo-ventriculaire partielle : block incomplet.
Chaque systole ventriculaire S est précédée d'une systole auriculaire *a*.

A l'inverse du dernier tracé, chaque systole ventriculaire est précédée d'une systole auriculaire *a* très nette.

Donc à chaque systole auriculaire répond une systole ventriculaire. Il n'existe pas de dissociation auriculo-ventriculaire complète, mais on trouve des systoles *a*, auxquelles ne répond aucune contraction ventriculaire : *c'est un block partiel.*

En effet, les systoles ventriculaires sont séparées par une ondulation d'aspect bizarre, qui est plus ample, si la contraction ventriculaire est plus petite, et qui n'apparaît pas après une systole d'amplitude normale.

On peut constater que cette ondulation est constituée par une série de contractions auriculaires ineffectives, surajoutées, se suivant à intervalles réguliers. Quelques-unes tombent en pleine diastole, d'autres en période systolique.

On trouve ainsi 92 pulsations auriculaires par minute. Par contre, le pouls bat à 27; il est égal, irrégulier, non dicrote. Un certain nombre de contractions auriculaires s'y répercutent, mais la plupart n'y arrivent pas.

Il se produit ce que ERLANGER a obtenu expérimentalement par compression forte, mais non totale, du faisceau de His.

Dans le cas particulier, il s'agissait également d'une gomme du faisceau de His chez un ancien syphilitique avéré, provoquant seulement du Heartblock partiel.

Cliniquement, ces deux types de block, complet ou incomplet, se transforment l'un en l'autre. Il y a fréquemment des périodes intermittentes de bloquage passager du cœur.

D'après MACKENZIE, ce serait à cette alternance de block partiel et total qu'il faudrait attribuer les crises syncopales ou épileptiformes du syndrome de Stokes-Adam.

Voici qu'elle pourrait en être la raison. Après que l'on a placé une ligature de Stannius entre l'oreillette et le ventricule, celui-ci s'arrête pendant une période plus ou moins longue, avant qu'il ne recommence à se contracter suivant son rythme.

Dans certains cas de bloquage pathologique, ce même phénomène peut se produire. Il y aura un arrêt momentané du cœur pendant lequel pourra s'établir de l'ischémie bulbaire, se traduisant par la perte de connaissance.

Les troubles de la conductibilité peuvent ne pas être toujours aussi avérés. Parfois il n'existe qu'un simple retard dans le passage du stimulus. A une contraction auriculaire répond alors toujours une systole ventriculaire, mais le temps qui sépare ces deux phénomènes est anormalement prolongé. Sur le tracé jugulaire, $a-c$ au lieu d'être égal à $1/5''$, est toujours plus long, de même l'espace séparant le pied de la ligne d'ascension présphygmique et le début de l'onde a au cardiogramme.

Le *pouvoir contractile* est la quatrième propriété de la fibre cardiaque primitive.

A toute excitation, le cœur répond par une contraction. Les expériences de laboratoire ont montré que les excitations prolongées provoquaient la tétanisation d'un muscle strié ordinaire, tandis qu'elles ne produisent que des secousses rythmées du myocarde. Cela tient à cette particularité de l'inexcitabilité périodique du cœur.

En outre, les fibres cardiaques, recevant l'excitation motrice, entrent en contraction maxima d'emblée. Si le stimulus est suffisamment puissant pour que le seuil de l'excitabilité soit franchi, le cœur y répond suivant la loi du « tout ou rien » de RANVIER.

Mais cette force contractile du myocarde peut subir des modifications pathologiques. Elle s'affaiblit si le cœur doit battre trop vite, s'il est dilaté, s'il existe un obstacle quelconque à son travail, si sa nutrition est imparfaite, s'il est atteint d'un processus dégénératif.

Sur le tracé que nous reproduisons ici (fig. 49), le cardiogramme montre une inégalité dans l'ampleur des contractions.

Elle consiste dans la succession périodique d'une pulsation forte normale S et d'une pulsation petite et insuffisante S'. Cette alternance se traduit au sphygmogramme.

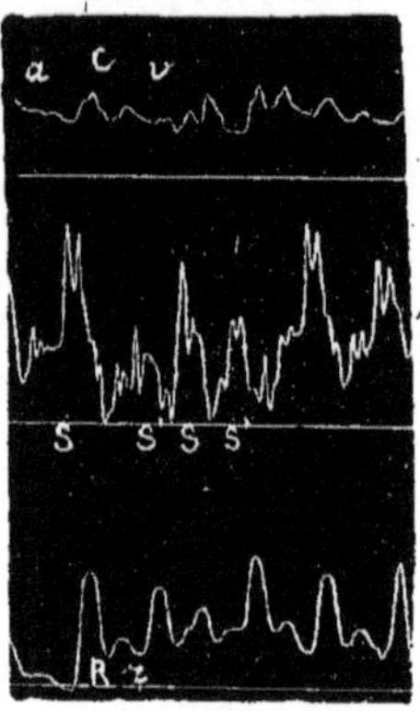

Fig. 49.

Pouls alternant.

Au cardiogramme : alternance d'une onde forte et faible S et S'.
Au sphygmogramme : pouls alternant, succession d'une onde forte et faible.
Au phlébogramme : rien de particulier.

Cliniquement, on observe un pouls alternant.

Il n'y a pas lieu de songer alors à un pouls bigéminé, le repos compensateur n'existant pas. Ce phénomène a été considéré comme un signe d'épuisement cardiaque.

HERING explique le rythme alternant par un phénomène d'asystolie partielle, qui revient périodiquement. A la suite de certaines fatigues ou d'intoxications, quelques faisceaux musculaires ne seraient pas capables de se contracter à chaque systole. La lésion myocardique causant un allongement de la période réfractaire, celle-ci serait donc inégale suivant les fibres atteintes. Les systoles seraient alternativement totales et partielles; il y aurait de l'hyposystolie généralisée.

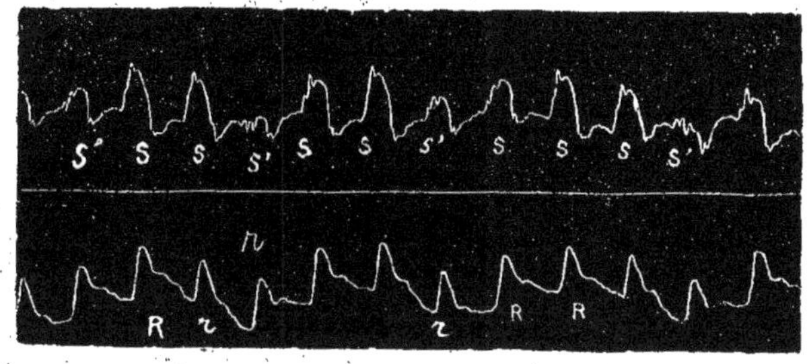

Fig. 50.

Cœur alternant (myocardite).

Au cardiogramme : rythme habituel sous forme de deux systoles fortes S S, suivies d'une faible S', parfois presque avortée.
Au sphygmogramme : même rythme R, r, r'.

Supposons une contraction systolique totale, la systole suivante ne sera que partielle à cause de l'allongement des périodes réfractaires de certaines fibres; la troisième contraction sera de nouveau totale, les muscles lésés ayant eu le temps de récupérer leur contractilité. C'est alors qu'apparaît le phénomène observé sur le tracé (fig. 49); la succession au sphygmogramme d'ondes alternativement fortes et faibles.

Le pouls alternant sera l'expression d'une modification ventriculaire, une contraction forte répondant à une

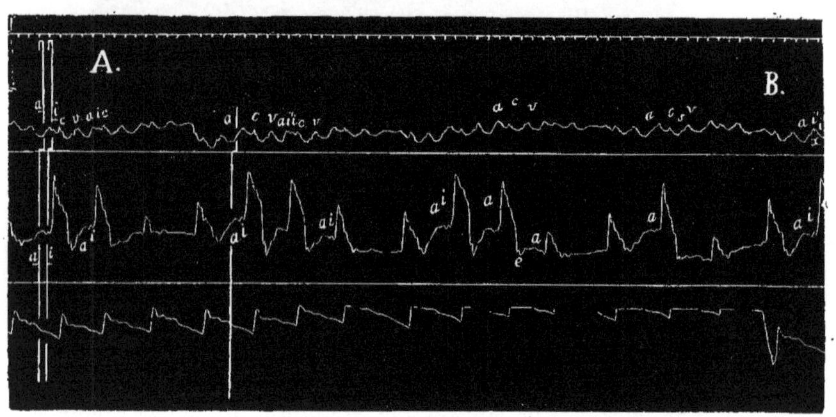

Fig. 51.

Hypertrophie cardiaque.

Tous les accidents physiologiques sont exagérés.

quantité plus grande de sang expulsé. L'alternance ne survient pas forcément toutes les deux contractions; on peut observer une pulsation faible toutes les deux, trois, quatre pulsations normales, comme l'indique la figure 5o.

Quoi qu'il en soit, la contractilité du muscle cardiaque est en fonction directe du nombre **des fibres** constituantes. L'hypertrophie du myocarde donnera donc une exagération de la contractilité.

Nous reproduisons à nouveau ici le tracé d'un cœur nettement hypertrophié (fig. 51) :

Il s'agit d'un garçon de café, âgé de 25 ans, ayant eu des crises de **chorée** dans **l'enfance** et de **rhumatisme à** l'âge adulte. **La** pointe bat dans le **cinquième** espace intercostal, soulevant la paroi en dôme. L'auscultation révèle une insuffisance mitrale et un rétrécissement aortique; l'hypertrophie du cœur est franche.

Sur le tracé de la pointe, nous trouvons une phase diastolique très marquée. L'intersystole s'inscrit nettement, ainsi que l'encoche l de la ligne présphygmique et f de la ligne de descente. Le plateau est en pointe parce que le tracé a été pris en position dorsale et non en décubitus latéral gauche.

En somme, le cardiogramme ne présente rien d'anormal, il y a simplement accentuation de tous les accidents physiologiques. A la jugulaire, les *ondes a, c* et *v* se suivent régulièrement, coïncidant avec les phénomènes concomitants de la pointe et du pouls.

Nous pouvons donc conclure que l'exagération de la contractilité ne produit aucun trouble du rythme et ne contribue qu'à accentuer des phénomènes normaux.

Bien entendu, cet état ne pourra être que passager, le cœur se fatigue rapidement et les troubles de décompensation viennent se substituer à ceux de l'hypercontractilité.

La dernière propriété inhérente à la fibre cardiaque est constituée par sa *tonicité*.

Les travaux de laboratoire démontrent ce qui suit : un muscle ordinaire ne se relâche pas complètement après une contraction; de même le myocarde conserve un certain tonus après chaque systole.

Une dégénérescence pathologique peut faire perdre cette qualité au muscle cardiaque qui se distend. Le cœur se dilate.

Les tracés en sont ordinairement difficiles à enregistrer. La dilatation étant souvent supérieure dans le cœur droit, le ventricule vient s'appliquer contre la paroi, et la pointe du ventricule gauche étant repoussée en arrière, le cardiogramme s'inscrira souvent en négatif. Nous verrons plus loin (chapitre VII) comment ces tracés peuvent être utilisés.

Malgré tout, il est rare de trouver dans ce cas l'onde a au cardiogramme et à la jugulaire. Cela pourrait s'expliquer par le fait de l'insuffisance mécanique de la tricuspide. Ordinairement, les systoles sont irrégulières, diminuées d'amplitude. Le plateau n'est pas soutenu, la diastole est raccourcie. Ces phénomènes apparaissent nettement sur la figure 58 publiée plus loin. Quoi qu'il en soit, la perte de la tonicité est un signe grave d'affaiblissement cardiaque; elle conduit fatalement et rapidement à l'asystolie.

B. — Modifications pathologiques du cardiogramme
d'origine nerveuse.

Après avoir passé en revue les variations du cardio-gramme, dues aux modifications pathologiques de la fibre cardiaque, il nous reste à étudier les troubles du rythme d'origine nerveuse.

Toutes ces irrégularités ont leur point de départ dans le sinus. Il existe trois sortes de phénomènes :

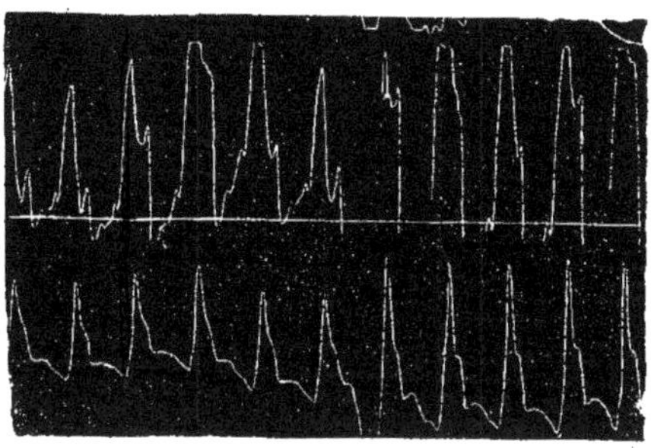

Fig 52.

Tachycardie sinusale (maladie de Basedow).

Au cardiogramme : systole à ascension très brusque, raccourcissement de la diastole.
Au sphygmogramme : ondulations fortes, verticales.

1° *Une accélération du rythme normal,* constituant la *tachycardie sinusal;* elle résulte d'une exagération du tonus du sympathique ou d'une diminution du tonus pneumogastrique.

Comme l'indique la figure 52, les accidents que pré-sente le cardiogramme s'écartent peu de la normale. La

phase systolique est plus élevée, les lignes d'ascension
et de descente sont très brusques. Seule la diastole est raccourcie.

A la jugulaire on retrouverait forcément $a-c-v$. L'espace $c-v$ surtout est diminué; parfois $a-c$ l'est également. L'onde a de la révolution suivante pourra se con-
fondre avec v de la précédente formant une seule ondulation plus ample.

La tachycardie sinusale est fréquente dans la maladie

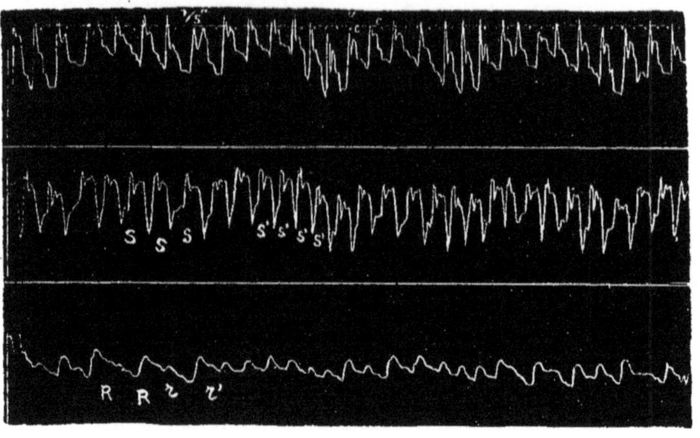

Fig. 53.

Tachyembryocardie, rythme fœtal
(Cœur forcé).

Au cardiogramme : raccourcissement considérable de la phase diastolique à la plupart des systoles, surtout en S' S'.
Au phlébogramme : v en type négatif précède de très près le c, toutes
les ondulations sont à leur place.
Au sphygmogramme : ondulations inégales. Les ondulations suivant
les diastoles plus longues sont bien frappées, les autres sont atté-
nuées.

de Basedow, soit par la compression directe des nerfs extrinsèques par la tumeur thyroïde, soit par insuffisance de sécrétion interne, soit par troubles vaso-moteurs.

A côté de la tachycardie sinusale, il nous faut placer l'*embryocardie*. Elle se caractérise au cardiogramme par un raccourcissement de la phase diastolique correspondant à l'auscultation au bruit de « tic-tac ». Le premier et le second silence tendent à devenir égaux. Il s'y joint très souvent (fig. 53) de la tachycardie, d'où le terme *tachyembryocardie*.

Ce rythme traduit surtout la faiblesse du myocarde. Il apparaît souvent aux périodes avancées des affections valvulaires et myocardiques; au cours du collapsus cardiaque, des maladies infectieuses et des intoxications. Son pronostic, en général, est sombre.

2° Parfois, au contraire, on observe un allongement du rythme constituant la *bradycardie sinusale* (fig. 54). Les troubles portent uniquement sur la diastole, qui est beaucoup plus longue.

Les phénomènes diastoliques sont très marqués, *ps* est net et bifide *ps—ps'*. La ligne de remplissage passif est ascendante et présente les ondulations diastoliques que nous avons signalées. Nous les attribuons hypothétiquement à des excitations sinusales supplémentaires, provoquant des contractions successives de l'oreillette et parfois du ventricule.

A la jugulaire, l'espace *a—c* est supérieur à 1/5"; on explique ce phénomène par l'action exagérée du vague. Parfois l'allongement diastolique provoque une légère hyperpression veineuse dans le cœur droit, d'où écoulement diastolique continuel du sang de l'oreillette vers le ventricule et, par conséquent, ligne correspondante du cardiogramme nettement ascendante.

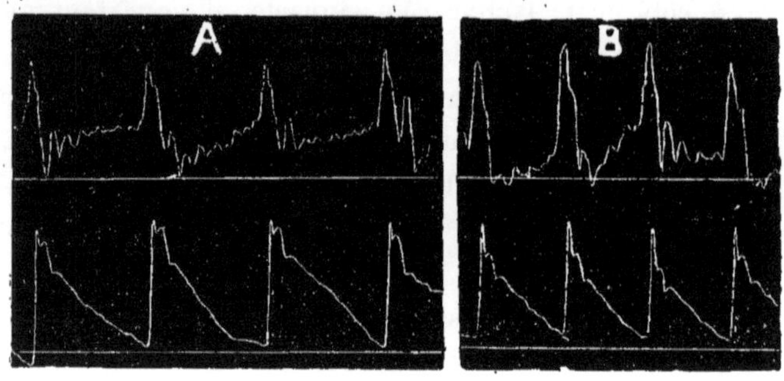

Fig. 54.

Bradycardie sinusale
(Myocardite scléreuse).

En A. — Au cardiogramme : allongement considérable de la phase diastolique (bradydiastolie) avec ligne ascendante très ondulée. Rythme à 40.

En B. — Rythme à 56; début de la rectification du rythme 20' après l'injection d'atropine.
Au sphygmogramme : ligne d'ascension systolique brusque, ligne de descente très ondulée.

3° Un dernier groupe est constitué par les *arythmies sinusales;* dans ces cas, les stimuli nerveux ne partent pas régulièrement du sinus. Cette irrégularité se rattacherait au pneumogastrique. Elle est souvent physiologique, traduisant un réflexe à répercussion cardiaque, au moment des déglutitions, des respirations profondes. Ces phénomènes constituent le pouls paradoxal, si fréquent chez les jeunes sujets. M. le professeur MEYER, notre

Maître, et M. Wertheimer ont montré que, chez le chien, l'arythmie sinusale respiratoire était physiologique. A chaque inspiration profonde correspond une accélération du pouls et à chaque expiration, un ralentissement.

Les arythmies sinusales se confondent facilement avec les irrégularités extra-systoliques. Pour en fixer le diagnostic, souvent délicat à l'examen graphique, on pourra y associer l'épreuve de l'atropine (fig. 54 B).

Ce procédé consiste en l'administration de un à deux milligrammes de sulfate d'atropine en injections hypodermiques.

Cette substance a pour effet de suspendre l'action inhibitrice du nerf vague. Si, au bout de 15 à 20 minutes, l'arythmie a disparu, le diagnostic sera tranché. Un deuxième cardiogramme pris à ce moment pourra établir nettement l'influence du système nerveux. On pourrait encore y adjoindre la recherche du réflexe oculo-cardiaque. A l'état normal ce réflexe se traduit par un ralentissement du rythme cardiaque. Dans les cas de bradycardie sinusale reconnaissant comme cause une exagération de l'action frénatrice du vague le ralentissement et les pauses cardiaques, obtenus par la compression des globes oculaires, sont surprenants.

CHAPITRE VI

ÉTIOLOGIE DES MODIFICATIONS PATHOLOGIQUES DU CARDIOGRAMME

Cliniquement, il ne nous est pas toujours aussi facile de rattacher tel trouble du rythme à une modification des propriétés physiologiques du cœur. Les lésions cardiaques sont infiniment complexes. Il suffit, pour nous en rendre compte, de nous remémorer l'étiologie des maladies du cœur.

Ce sont les lésions de la fibre musculaire, ayant pour origine toutes les causes provoquant les myocardites : myocardites diffuses, dues à un processus de sclérose uniforme ou à une infection généralisée survenant au cours d'une maladie fébrile, surtout du rhumatisme articulaire aigu; myocardites régionales, causées par la localisation du processus scléreux ou infectieux.

La *sclérose cardiaque* atteindra l'excitabilité de la fibre en l'exagérant, sa contractilité en la diminuant. Prenons un exemple (fig. 55).

Au cardiogramme, la ligne d'ascension présphygmique est inclinée, indiquant une période de tension plus longue et plus difficile. Elle présente à sa partie terminale une ondulation précédant le plateau. Cette encoche préterminale, observée par Turlais, traduirait comme une reprise du muscle qui s'exécuterait en deux temps. Le plateau est arrondi en dôme, c'est le plateau en « dos de chameau » de CUFFER et BARBILLON. Ce type, déjà observé par MAREY chez de vieux chevaux, n'est qu'une preuve de la diminution de la contractilité de la fibre cardiaque. La contraction systolique se rapproche d'une secousse musculaire simple, traduisant l'inactivité du nombre des fibres lésées.

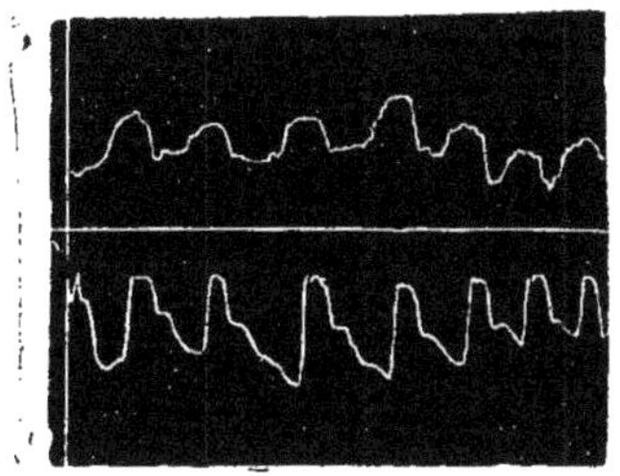

Fig. 55.

Sclérose cardiaque
(Myocardite).

Au cardiogramme : ligne présphygmique inclinée, au sommet on observe l'encoche préterminale de Turlais. Plateau en dos de chameau.
Au sphygmogramme : forme en plateau des ondulations systoliques.

La période d'expression n'est pas soutenue, le travail du cœur est insuffisant.

Seul le cardiogramme nous fournit ces renseignements sur l'état fonctionnel du myocarde. On chercherait en vain ces détails par une autre méthode.

Remarquons, en outre, la forme en plateau de l'onde

radiale. D'après Frédéricq, il faudrait y voir un signe de diminution de l'élasticité artérielle par l'infiltration scléreuse; la forme du sphygmogramme s'écarte d'autant plus de celle du cardiogramme que la paroi artérielle est plus élastique.

Sur d'autres tracés de cardio-sclérose, nous avons vu souvent apparaître, de ci de là, des extra-systoles de types divers, témoignant de l'hyperexcitabilité du myocarde. Ce ne serait là qu'un moyen de défense du muscle réagissant contre son insuffisance, ou peut-être la preuve d'un phénomène d'autointoxication.

Quant au processus infectieux généralisé, les perturbations qu'il détermine sont plus graves. La fibre est lésée dans son ensemble. Troubles de l'excitabilité, de la contractilité, de la tonicité, de la conductibilité, troubles nerveux, réveil du pouvoir automoteur : c'est la désorganisation complète. Ainsi en témoignent les extra-systoles, si fréquentes dans les maladies infectieuses, le pouls alternant de la fièvre typhoïde, le block auriculo-ventriculaire partiel de la pneumonie, l'arythmie complète des états graves, les tachycardies et bradycardies sinusales, le pouls paradoxal des convalescences. Tous ces phénomènes sont indices de l'envahissement complet du myocarde par les toxines ou l'agent pathogène et du décalage de l'innervation cardiaque. Ce serait là un bon signe de diagnostic différentiel entre les troubles vasculaires d'origine myocardique et ceux des hypotendus d'origine surrénalienne, par exemple.

Parfois, le processus myocardique peut être localisé, ou électivement plus profond en quelques points et, suivant

la région touchée, ce processus pourra être ou non nettement diagnostiqué. S'il se place sur la voie motrice du
stimulus ou au niveau des orifices cardiaques, sa présence
sera facilement décelable.

Telle la gomme syphilitique, qui se rencontre fréquemment au niveau du faisceau de His, produisant au gré de
son évolution une section plus ou moins complète, absolument superposable aux expériences de ligature de ce faisceau. Bradysphygmie, syndrome de Stokes-Adam, heartblock complet ou incomplet, tels sont les signes cliniques
de la dissociation auriculo-ventriculaire. Nous avons vu,
dans le chapitre précédent, comment l'on peut interpréter
ces phénomènes sur le cardiogramme.

Certains agents microbiens, à l'inverse du spirochète,
élisent ordinairement domicile sur le bord libre des valvules cardiaques, sans pourtant que ce soit là une règle
générale.

On a signalé des cas de dissociation auriculo-ventriculaire par concentration microbienne au niveau du faisceau
de His. Quoi qu'il en soit, *l'endocardite valvulaire infec-
tieuse, et surtout rhumatismale, est des plus fréquentes.*
Contrairement aux données anciennes, nous savons maintenant que les valvules sont irriguées par un système lacu-
naire étudié par Deguy et Weber. Charrié par voie sanguine, l'agent infectieux se localise facilement dans ce
système très fin et étendu. Il se produira une réaction
de défense locale se traduisant par de l'œdème simple,
de la lymphangite suivie souvent de nécrose, puis de sclérose et de calcification. L'anatomie pathologique a trouvé
tous ces stades évolutifs, témoins de la lutte contre l'élément microbien.

A leur suite les insuffisances, les rétrécissements orificiels se constituent, aboutissant, comme nous allons le voir, à un seul et même résultat : production d'une gêne dans le travail fonctionnel du cœur.

Il est évident que les lésions valvulaires peuvent gêner le travail du cœur de deux façons : premièrement, en rétrécissant l'orifice et créant ainsi un obstacle à l'écoulement du sang; deuxièmement, par une occlusion imparfaite, de sorte qu'il y a une fuite de liquide. Des années peuvent s'écouler après que les valvules ont été lésées, avant qu'il ne se produise de symptômes alarmants.

Ceux-ci n'apparaissent que lorsque commence l'épuisement du cœur. Dans les lésions valvulaires, le muscle est souvent touché. Si l'endocardite valvulaire, dans ces cas, est primitive, elle s'associe souvent à la myocardite plus ou moins diffuse. En outre, il faut toujours se rappeler, comme le dit MACKENZIE, que le processus sclérosant localisé primitivement aux valvules peut avoir une marche envahissante, et qu'il peut ainsi exister des altérations avancées dans le muscle cardiaque.

D'une façon générale, l'aboutissant des lésions valvulaires est l'*insuffisance cardiaque*. Voilà ce qu'il nous faudra chercher à dépister sur nos cardiogrammes. La manière dont se produit ce phénomène est quelque peu compliquée et variable, suivant les valvules atteintes.

1° Dans le *rétrécissement mitral*, le processus de cicatrisation se fait avec une vitesse variable, jusqu'au moment où l'orifice peut être réduit à une simple fente. Il peut se continuer dans les muscles et déterminer une rétraction des cordages tendineux, diminuant d'autant plus l'activité fonctionnelle du cœur. Le processus peut s'étendre au faisceau auriculo-ventriculaire, affectant la conductibilité et déterminer, en outre, un trouble de l'excitabilité avec rythme nodal, d'où modification profonde du rythme cardiaque normal.

En plus, la gêne mécanique peut non seulement aboutir à l'augmentation de la pression en retour, agissant successivement sur l'oreillette gauche, la circulation pulmonaire et le cœur droit, mais aussi, en raison de la faible quantité de sang qui pénètre dans le ventricule gauche, déterminer un état de moindre nutrition des tissus. Le ventricule gauche, lui-même souffrant également de cette diminution de l'apport sanguin, peut présenter des phénomènes indépendants d'épuisement, comme par exemple de la dilatation par diminution de la tonicité, ou peut-être exceptionnellement, des phénomènes réflexes rappelant plus ou moins le syndrome angine de poitrine.

Dans tous les cas, le cardiogramme peut indiquer, à part les signes d'épuisement, des irrégularités et un allongement de $a-c$ au phlébogramme, provenant de ce fait que le processus a frappé le faisceau de His. Celles-ci créent une gêne supplémentaire à laquelle le cœur répond d'abord par le rythme nodal, puis par la dilatation de ses parois.

2° L'*insuffisance mitrale* peut être le résultat d'une endocardite localisée, comme nous l'étudions, ou bien rarement aussi d'une dilatation de l'orifice par manque de tonicité des muscles sur lesquels reposent les valvules.

Lorsque le myocarde est en bon état, il se produit peu

ou pas de troubles. Ceux-ci ne deviennent graves que lorsque à l'insuffisance se joint une diminution de la tonicité. Les accidents dépendent alors du degré d'épuisement du muscle. Les troubles agissent surtout sur l'oreillette gauche, par suite se répercutent sur la circulation pulmonaire et sur le cœur droit; le degré de cette complication dépend en grande partie de la tonicité et de la contractilité du muscle cardiaque. Petit à petit, le cœur droit arrive à se dilater et repousse le ventricule gauche derrière le poumon. Souvent alors, le choc de la pointe est

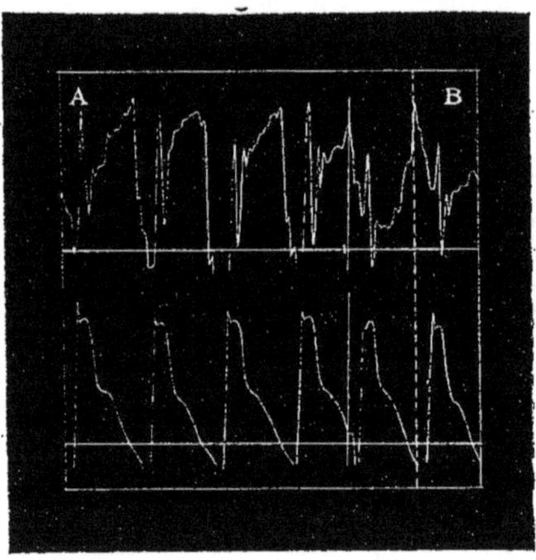

Fig. 19.

Cardiogramme négatif (insuffisance et rétrécissement mitral).

En A. — Le cardiogramme est négatif. Le pied de l'onde systolique du cardiogramme. Au pied de la ligne de descente ventriculaire systole auriculaire visible.

En B. — Cardiogramme positif. Le plateau est descendant, témoignant une lésion valvulaire.

dû au ventricule droit, ce qui donne un cardiogramme
négatif. En d'autres termes, au lieu de la poussée en
dehors pendant la systole, comme dans le choc de la
pointe dû au ventricule gauche, il y a attraction intérieure des tissus. Le tracé indique une dépression accentuée pendant la période d'expression ventriculaire. Cette
période est précédée immédiatement par une brusque élévation due au choc communiqué à la paroi par le durcissement subit du ventricule. Cette dernière phase est précédée par une ondulation *a* correspondant à celle du cardiogramme normal. On peut donc rapporter avec certi-
tude ces différents phénomènes à leurs causes et, tout en
étant interverti, ce tracé pourra encore nous fournir
cependant des renseignements très sûrs (fig. 56).

On a voulu faire de cet accident du cardiogramme un
signe de diagnostic certain de dilatation du cœur droit.
Quoiqu'il en soit, comme le dit Graham Steell : « La
lésion valvulaire est tout à fait incapable d'expliquer
l'insuffisance vraie qui existait pendant la vie et la dilatation désastreuse du cœur. Il faut donc supposer que le
facteur de faiblesse musculaire était essentiel ».

3° L'*insuffisance tricuspidienne* est tellement fréquente
que bien des auteurs ont pensé que ces valvules étaient
incapables de déterminer une occlusion complète (Mayo).
Cette lésion est ordinairement le résultat de la dilatation
de l'orifice auriculo-ventriculaire par manque de tonicité
musculaire et surtout par dilatation de l'oreillette droite,
due à une stase pulmonaire. Une légère insuffisance augmente rapidement l'accumulation du sang dans l'oreillette

droite pendant la systole ventriculaire. C'est là un facteur pour produire l'accentuation de l'onde v jugulaire.

On a regardé cette forme du phlébogramme comme un signe de diagnostic de l'insuffisance tricuspidienne. Rarement organique, ce phénomène valvulaire fait partie du mécanisme de l'asystolie, comme nous le verrons plus loin.

4° Le *rétrécissement tricuspidien* présente des symptômes peu nets. Il s'accompagne ordinairement d'hypertrophie de l'oreillette droite; d'où exagération de l'onde a du cardiogramme et du phlébogramme.

5° Les *lésions des sigmoïdes aortiques* doivent leur origine à deux causes. D'une part, une lésion mitrale d'ori gine endocardique, se propageant de proche en proche par la grande valve mitrale aux sigmoïdes aortiques, suivant le processus de DEGUY et WEBER. D'autre part, l'extension à ces valvules du processus de sclérose artérielle et d'aortite sus-sigmoïdienne. Lorsque la lésion valvulaire par l'étendue qu'elle présente crée un obstacle au travail du cœur et que le muscle cardiaque est sain, ce dernier résiste à l'obstacle, opposé à son jeu, par de l'hypertrophie, et celle-ci peut atteindre un degré énorme, donnant lieu au plus volumineux des cœurs humains (*cor bovinum*).

Le *rétrécissement aortique* présente peu de chose caractéristique. On a signalé, sur le tracé sphygmographique, une ligne d'élévation systolique inclinée, avec une petite ondulation près de son sommet (pouls anacrote) ou même une double onde au sommet. Le ventricule, par suite de l'obstacle créé par cette lésion, semble s'y reprendre à deux fois pour vider son contenu. Ce n'est pas là un signe propre du rétrécissement aortique.

Dans l'*insuffisance aortique*, les valvules sont incapables de retenir la colonne de sang artériel pendant la diastole, elles laissent refluer le sang dans le ventricule. Afin de maintenir une pression moyenne normale, le cœur augmente l'énergie de ses contractions pour élever ia pression pendant la systole, de sorte qu'il y a une grande augmentation dans la pression systolique et un grand abaissement pendant la diastole (pouls de Corrigan).

De même que le rétrécissement, l'insuffisance aortique est souvent, comme nous l'avons dit, le résultat de l'aortite sus-sigmoïdienne. Celle-ci intéresse souvent l'origine des coronaires, d'où coronarite progressive et myocardite consécutive par diminution de la nutrition, provoquant l'état meïopragique du myocarde. Si les lésions sont plus profondes, on a le calage brutal du cœur sous forme soit d'angine de poitrine, soit d'œdème pulmonaire aigu ou asystolie du cœur gauche.

Symptôme tardif, l'*angine de poitrine* se développe quand la contraction rencontre une résistance plus grande qu'elle ne peut surmonter, soit d'origine mécanique, soit par affaiblissement musculaire.

Elle est associée aux troubles de la fonction de contractilité. C'est précisément cette fonction qui s'épuise quand une résistance excessive s'oppose à la contraction du muscle cardiaque. Aussi les symptômes graphiques de l'angor sont-ils souvent identiques à ceux que nous avons observés en étudiant la diminution de la contractilité (pouls alternant fréquent).

Donc, en résumé, les lésions valvulaires aboutissent à l'insuffisance cardiaque sous l'une ou l'autre de ses formes.

Tant que le cœur pourra lutter, la lésion sera compensée. Qu'importe alors au malade la connaissance de tel ou tel souffle ignoré, il vient consulter pour l'état de décompensation de son cœur. Voilà ce qu'il est important de connaître. Le cardiogramme pourra, en général, nous fournir quelques données intéressantes au point de vue non seulement scientifique, mais clinique. Suivant que nous y constatérons un état de block, d'hyperexcitabilité, de trouble de la contractilité ou de la tonicité, nous pourrons affermir notre diagnostic et surtout notre pronostic.

Mais, cependant, il ne faudrait pas exagérer la valeur de l'exploration cardiogaphique.

On a voulu attribuer à chaque lésion valvulaire un cardiogramme-type. Nous ne croyons pas qu'il puisse en être ainsi; tout ce que nous pouvons demander à nos tracés, ce sont des renseignements complémentaires sur l'état d'insuffisance du cœur et surtout sur son mécanisme.

Tous les symptômes graphiques des lésions valvulaires se confondent avec ceux qui accompagnent une gêne au travail du cœur, d'origine vasculaire ou d'ordre embryologique. Le cœur rénal des hypertendus se rapproche, au point de vue fonctionnel, du rétrécissement aortique. L'insuffisance auriculo-ventriculaire aura des symptômes communs avec le syndrome de communication interventriculaire.

Nous reproduisons ici un tracé de maladie de Roger (fig. 57).

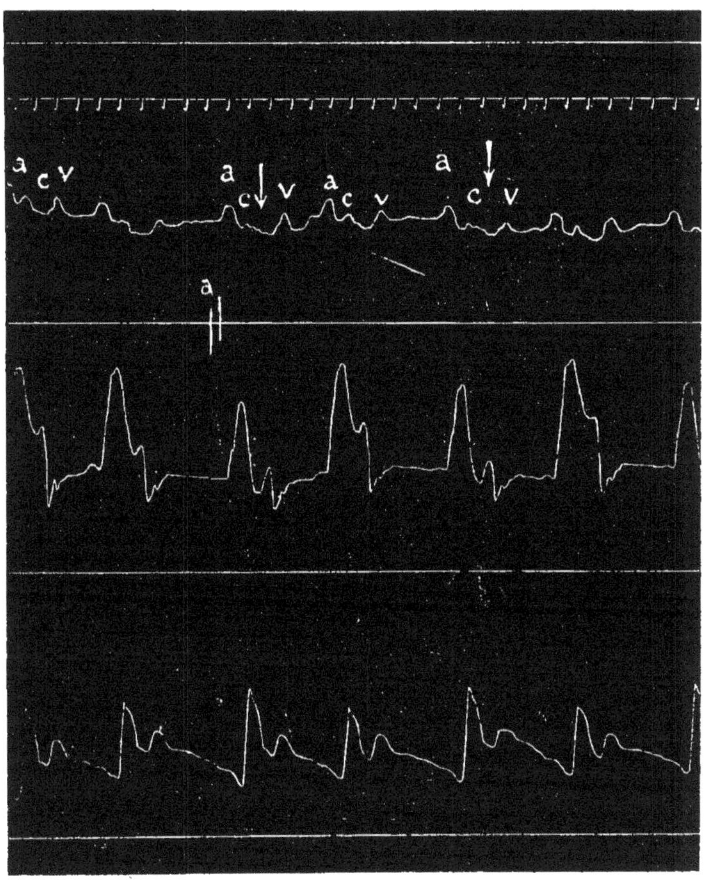

Fig. 57.

Communication interventriculaire (maladie de Roger).

Au cardiogramme : plateau systolique peu maintenu.

Au phlébogramme : élévation exceptionnelle de l'onde *a*; ondulations
de la ligne *c — v*.

Au cardiogramme, *a* est souvent marqué, pas plus cependant qu'habituellement. Souvent la phase systolique de ce tracé offre un aspect analogue à celui observé parfois dans l'insuffisance aortique, par exemple. Le plateau systolique est nettement descendant et présente une seule dépression très profonde. La phase d'expression n'est pas soutenue, le travail du cœur est insuffisant.

Une fois sur deux, nous trouvons une systole diminuée d'ampleur, témoin d'un trouble de contractilité, causé soit par une modification pathologique de la fibre cardiaque, soit par une simple gêne mécanique opposée au cours du sang.

Au phlébogramme, l'onde *a* présente une amplitude très anormalement accusée, très prédominante. Sur quelques révolutions, la ligne réunissant *c* au pied de *v* est finement ondulée. Il est à noter que ces ondulations s'observent surtout dans les révolutions correspondant aux tracés cardiographiques des systoles s'écartant le plus du type normal. D'aprè Pezzi et Sabri, elles seraient produites par la veine liquide qui, passant par la communication interventriculaire, vient se briser contre la paroi du ventricule droit. En tous cas, ces ondes sont très nettes sur notre tracé et peuvent ainsi, dans ce cas, donner une indication complémentaire au diagnostic de gêne mécanique avec insuffisance périodique, que nous avions posé.

Nous en avons terminé avec tous les troubles d'origine endocardique, myocardique ou mécanique; ajoutons-y encore ceux d'origine nerveuse, consécutifs aux asthénies, aux tumeurs cérébrales, aux tumeurs médiastinales, avec compression des nerfs extrinsèques du cœur, provoquant tous des inégalités sinusales; nous comprendrons alors combien le rythme normal peut être profondément troublé. Nous verrons ainsi à quel point l'interprétation du cardiogramme peut être parfois difficile, celui-ci traduisant la complexité infinie des troubles cardiaques.

CHAPITRE VII

ASYSTOLIE

Le maximum de complexité des tracés cardiographiques sera atteint au stade ultime des maladies du cœur, nous voulons parler de l'asystolie.

Après avoir lutté contre les fatigues excessives, contre les obstacles intra ou extra-cardiaques, contre la dégénérescence de ses fibres musculaires, le cœur s'épuise graduellement puis s'avoue vaincu. L'asystolie et son triste cortège entrent en jeu.

C'est en vain que l'on cherche encore un semblant de rythme. La figure ci-dessous (fig. 58) nous montre l'altération profonde des propriétés de la fibre cardiaque : exagération de l'excitabilité par l'intervention d'extrasystoles nodales répétées (voir également fig. 43); diminution de la contractilité par dégénérescence musculaire traduite par la faiblesse de la deuxième post-extra-systole dans la partie A de la figure; abolition de la tonicité, permettant à la surcharge du cœur de dilater les cavités, d'où insuffisance tricuspidienne, traduite par l'exagération de v (phlébogramme type positif); troubles de la conductibilité avec block, plus ou moins partiel ou momentané, tel que dans la partie B du tracé (une contraction auriculaire n'a de réponse ni ventriculaire ni, naturellement, sphygmographique). En outre, on observe parfois un réveil du pouvoir automoteur, d'autres fois des troubles nerveux par désagrégation des ganglions et des nerfs intrinsèques; tels sont les témoins de l'agonie du cœur.

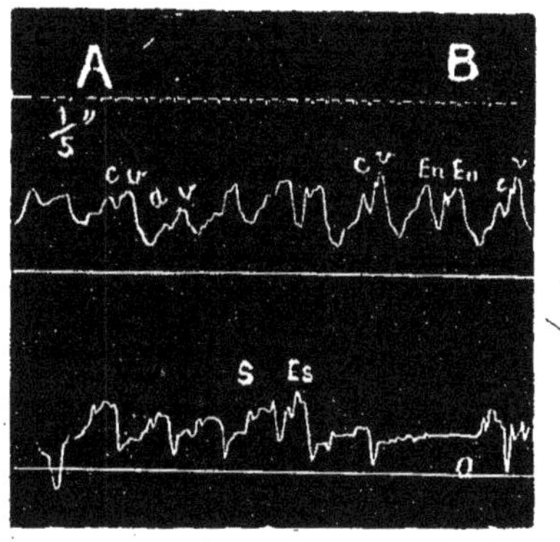

Fig. 58.

Asystolie par myocardite.

En A. — Au cardiogramme : diminution de la hauteur de la 2ᵉ post-extra-systole (l'extra-systole est inscrite en vitesse de 5 %ₘ par seconde).

Phlébogramme positif avec suppression de a par dilatation des oreillettes et exagération de v (insuffisance tricuspidienne par dilatation du ventricule due à la diminution de la tonicité.

En B. — Block momentané par trouble de la conductibilité. Extra-systoles nodales traduisant le trouble de l'excitabilité.

Toutes les formes des maladies du cœur aboutissent, plus ou moins rapidement, à l'asystolie, mais surtout les myocardites généralisées, diffuses, chroniques et certaines lésions valvulaires.

Dans le premier cas, tout le myocarde est touché; il devient rapidement insuffisant. Les oreillettes d'abord se laissent submerger et se dilatent par un manque de tonicité. Il se forme de la stase pulmonaire, de la stase veineuse, des œdèmes. L'ascite, l'anasarque, l'anurie, la rétention chlorurée s'installent. Aux dilatations auriculaires répondent les insuffisances mécaniques des valvules auriculo-ventriculaires, de la tricuspide surtout. Les ventricules antérieurement hypertrophiés se dilatent. La désorganisation, l'arythmie perpétuelle s'établissent.

L'asystolie d'origine valvulaire est surtout fréquente dans l'insuffisance mitrale rhumatismale. Aussi, autrefois, l'asystolie était-elle considérée comme presque synonyme d'affection mitrale (pouls mitral). Ceci s'explique assez facilement. Quand le cœur faiblit dans l'insuffisance mitrale, c'est l'oreillette gauche qui en subit la première conséquence, c'est-à-dire la stase sanguine et l'accroissement de la pression excentrique; cette dernière est encore élevée à chaque systole ventriculaire par l'onde de reflux à travers les valves insuffisantes.

Ces modifications brusques de la pression intra-auriculaire produisent rapidement de la dilatation, des phénomènes de stase qui se répercutent à l'oreillette droite et à tout le cœur droit. Les extra-systoles, phénomènes de défense contre l'insuffisance, s'établissent; le rythme nodal, la fibrillation s'installent, auxquels fait suite l'asystolie finale.

Le syndrome asystolique prédomine, quoique moins prématurément dans les grandes dilatations du cœur d'origines diverses, surtout lorsqu'elles se produisent avec soudaineté (cœur forcé). Il en est ainsi pour le rétrécissement mitral à l'occasion de toute cause qui peut augmenter subitement la pression intra-auriculaire. Il en est de même pour les cœurs distendus des rénaux, l'asystolie pouvant survenir pour une augmentation du travail cardiaque souvent minime et passagère. Les bronchites répétées produisent de la dilatation de l'oreillette droite, suivie d'insuffisance tricuspidienne et de dilatation du ventricule droit. Il suffira d'une légère augmentation de la pression pulmonaire pour conduire à l'asystolie. Il en sera de même pour les crises asystoliques des maladies aiguës. Le muscle cardiaque intoxiqué est devenu subitement insuffisant, l'asystolie s'installe brusquement, telle que nous l'observons dans la pneumonie, la typhoïde, les néphrites, etc.

D'abord passagères, les crises asystoliques sont réductibles par la digitale, le repos, la saignée au besoin, le régime. Petit à petit, elles deviennent plus fréquentes pour rester finalement à l'état permanent. Les extra-systoles s'accentuent, les oreillettes se dilatent encore, ainsi que les ventricules. Aux contractions font suite les fibrillations, l'*auricular flutter*, l'arythmie complète. Ces trémulations auriculaires gagnent le ventricule qui s'immobilise et succombe. Tel est l'aboutissant ultime de presque toutes les affections cardiaques.

CONCLUSION

Après l'exposé que nous venons de faire, nous pouvons conclure à la légitimité de la cardiographie clinique en décubitus latéral gauche.

Nous avons vu au cours de ce travail combien nous a été utile la prise simultanée des tracés de la pointe, de la jugulaire et du pouls, comme le permet l'appareil de Jaquet.

Employée systématiquement, la méthode cardiographique complètera avantageusement les données que fournissent nos sens, en nous procurant des renseignements sur le fonctionnement intime du cœur, l'état du myocarde et la valeur effective de son travail. Par contre, il ne faut pas lui demander ce qu'elle ne peut donner, elle n'est pas infaillible et ne tranche pas d'une courbe rapide un diagnostic épineux.

C'est une méthode délicate, pas toujours applicable, qui nécessite une certaine habitude. Elle est sujette à des erreurs d'inscription et par suite d'interprétation. Mais ce serait une exagération opposée de la tenir en suspicion et de la reléguer au dernier rang des procédés d'exploration médicale. Dans certains cas, elle nous a paru plus fidèle que les procédés plus récents, telle que l'électrocardiographie. Son emploi méthodique et constant ne peut qu'être fécond en résultats.

Notre appréciation de sa valeur résulte des enseignements scientifiques, pleins de condescendance, que nous
a prodigués notre Maître, M. le professeur ETIENNE, au
cours des nombreuses années que nous avons passées à
sa clinique.

INDEX BIBLIOGRAPHIQUE

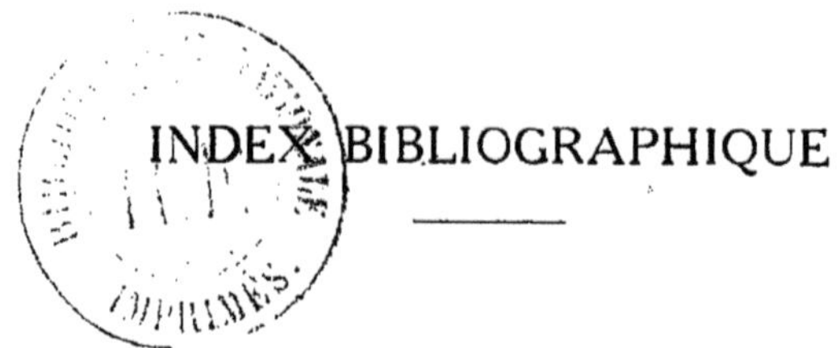

1. Bard. De la notation et de la lecture des tracés veineux. *Semaine médicale*, 1911, 5 avril, p. 160.
— Caractères du pouls veineux dans les hypertrophies du cœur gauche, liées au cœur rénal et à l'insuffisance aortique. *Semaine médicale*, 1908, p. 265.

2. Bechterew. Les fonctions nerveuses. (Doin, Paris, 1910.). I et II.

3. Buisson. Thèse de Paris, 1862

4. Busquet. Extra-systoles sans repos compensateur. *Archives des maladies du cœur*, 1912.

5. Busquet, Vaquez, Pezzi, Laubry. Extra-systoles interpolées. *Archives des maladies du cœur*, 1912.

6. Calandra. Etude microscopique du faisceau de His. (Rapport, par Jean Heitz.) *Archives des maladies du cœur*, 1916.

7. Chauveau. De l'intersystole du cœur. Période intercalaire entre les deux systoles auriculaire et ventriculaire. Phénomènes cardiaques se passant pendant cette période. *Journal de Physiologie et de Pathologie générale*, t. II, 1900, p. 125.

8. d'Espine. Essai de cardiographie clinique. *Revue médicale*, 1882, p. 1 et 117.

9. Einthoven. L'électrocardiogramme dans les maladies congénitales du cœur. *Archives des maladies du cœur*, 1915.

10. Eppinger et Rothberger. Sur la succession des contractions cardiaques. (Rapport.) *Archives des maladies du cœur*, 1913.

11. Erlanger. John Hopkins. Hosp. Report, vol. XII. *American journal of physiologie*, 1909.

12. G. Étienne. L'intersystole chez l'homme. *Archives des maladies du cœur*, mars 1913.
— Bradycardie et bradysphygmie. Extrait des comptes rendus de la Société de médecine de Nancy, 12 février 1913.
— Cardiogrammes et phlébogrammes de deux cas de communication interventriculaire type Roger. Extrait des comptes rendus de la Société de médecine de Nancy, 9 juillet 1913.

13. G. Étienne et Mlle Mondlange. L'asynchronisme des systoles auriculaires. *Archives des maladies du cœur*, octobre 1917.

14. Fr. Franck. Comptes rendus Soc. Biol. 1910, et *A. M. C.*, 1910.

15. H. Frédéricq. Qu'est-ce que la contraction cardiaque? *Biologica*, 1913. n° 14, 15 octobre, p. 298.

16. L. Frédéricq. Article cardiographie. Dictionnaire de physiologie de Richet, II, p. 455.
— Sur la nature de la systole ventriculaire et la systole auriculaire. *Archives des maladies du cœur*, 1912; *Archives internationales de Physiologie*, 1904.

17. Gallavardin. De la réalité des extra-systoles ventriculaires rétrogrades. *Archives des maladies du cœur*, 1913.

18. Jaquet. *Corresp. blatt. f. schweitz Aertzte*, 1910, et *A. M. C.*, 1910.

19. Josué. *Société Médicale des Hôpitaux*, 1911.
— La sémiologie cardiaque. *Actualités médicales*, Baillère, Paris.

20. Kraus et Nicolaï. La solidarité des deux moitiés du cœur. *Berliner médiz. Gesellschaft*, 1907.

21. Landois. Dictionnaire de Physiologie, 1882, p. 235 (article cardiographie).

22. Laubry et Pezzi. Considérations cliniques et physiologiques à propos de cinq cas de maladies congénitales du cœur droit étudiés graphiquement. *Archives des maladies du cœur*, 1913.

23. Lépine. Sur un point relatif à la physiologie pathologique du cœur. *Revue de médecine*, 1862, p. 239.

24. Lewis. L'onde d'excitation rétrograde. *Archives des maladies du cœur*, 1916.
— Fréquence de la fibrillation auriculaire. *Brit. med. journal*, 17 novembre 1919.

25. Lian. Etude graphique et clinique du pouls veineux jugulaire dit physiologique. *Archives des maladies du cœur*, 1912.

26. Mackenzie. Des maladies du cœur. Traduction française, 1911.

27. Marey. Physiologie médicale de la circulation du sang. Paris, 1863.
— La circulation du sang à l'état physiologique et dans les maladies. Paris, 1881.

28. Mendelsohn. Electrocardiogramme. *Archives des maladies du cœur*, 1908.

29. Merklen et Heitz. Examen et sémiotique du cœur. 4° Edition. Collection Liauté, vol. I et II.

30. de Meyer. Les méthodes modernes d'examen du cœur et des vaisseaux. Baillère, Paris, 1914.

31. Moulinier. Les ondulations rythmées du myocarde pendant la diastole, leurs rapports possibles avec certaines ondulations du pouls veineux jugulaire. *Archives des maladies du cœur*, 1913; *Gazette hebdomadaire des Sciences méd. de Bordeaux*, 1911.

32. Pachon. Sur l'intersystole du cœur et son existence chez le chien. *Archives des maladies du cœur*, janvier 1910; *Presse médicale*, 1913.

33. Pasquier. Thèse de Paris. La cardiographie systématique en décubitus latéral gauche.

34. Pezzi. Période présphygmique. *Archives des maladies du cœur*, 1914.
— Sur un accident particulier du cardiogramme. Compte rendu *Société de Biologie*, 1913, 10 mai, p. 1002.
— La durée de la période présphygmique de la systole ventriculaire à l'état normal et dans les différentes conditions pathologiques. *Journal de Physiologie et de Pathologie générale*, 1913.

35. Pezzi et Sabri. Le cardiogramme normal et pathologique pris systématiquement dans le décubitus latéral gauche, d'après la méthode de Pachon. *Archives des maladies du cœur*, 1911, p. 608.
— Les avantages de l'inscription simultanée systématique du cardiogramme en décubitus latéral gauche et du pouls veineux. *Archives des maladies du cœur*, 1912, p. 161.

36. Robinson et Draper. *Deutsch Arch. J. Klin. Med. C.*, p. 347

37. Stanley Rent. Note sur quelques points nouveaux de la structure des valvules du cœur (compte rendu) *Archives des maladies du cœur*, 1912.

38. Tiger°tedt. *Handbuch des physiol. Methodik.*

39. Turlais. *Arch. méd. d'Angers*, 1908 et 1906

40. Vaquez. Les arythmies. Baillère, Paris, 1911.

41. Wenckebach. *Archives des maladies du cœur*, 1908, p. 65.

TABLE DES MATIÈRES

IMPRIMERIES RÉUNIES DE NANCY

www.ingramcontent.com/pod-product-compliance
Ingram Content Group UK Ltd.
Pitfield, Milton Keynes, MK11 3LW, UK
UKHW022223120726
13694UKWH00002B/679